Dʳ H. LUGAND

ASSISTANCE MARITIME

au point de vue des

SECOURS MÉDICAUX

et de la lutte contre l'alcoolisme

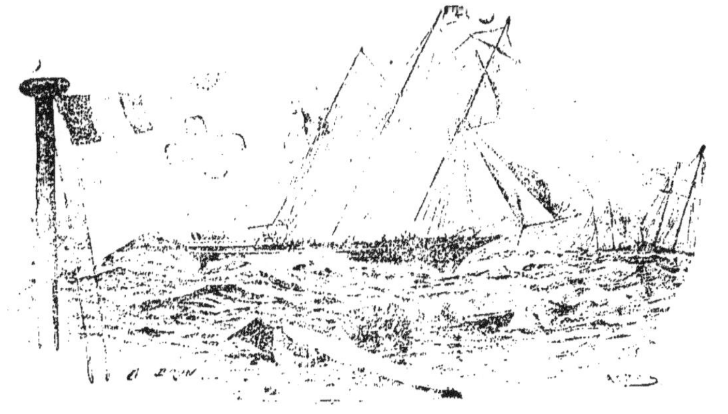

LILLE

Imprimerie H. MOREL, Rue Nationale, 77

1900

Dr H. LUGAND

ASSISTANCE MARITIME

au point de vue des

SECOURS MÉDICAUX

et de la lutte contre l'alcoolisme

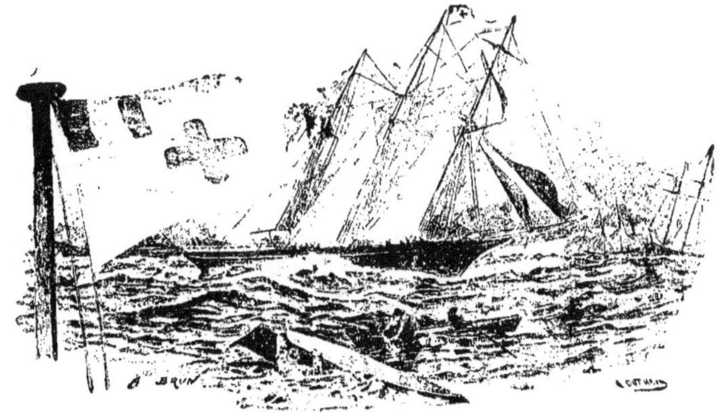

LILLE

IMPRIMERIE H. MOREL, RUE NATIONALE, 77

1900

A MON AÏEUL, WISSENAIRE

Capitaine au long-cours,
perdu en mer.

—

A MON ONCLE CHARLES LUGAND

Capitaine au long-cours,
perdu en mer.

—

A MON PÈRE

Capitaine au long-cours.

—

A MA MÈRE

—

A MONSIEUR LE PROFESSEUR JOFFROY

Chevalier de la Légion d'Honneur.

INTRODUCTION

Parmi toutes les œuvres d'assistance que notre époque a vu éclore, une des plus nouvelles, des plus intéressantes et certainement des plus utiles est l'assistance maritime.

Jusqu'en 1835, année où en Angleterre se fondèrent les premiers *Sailor's homes*, nous ne trouvons aucune institution, ayant pour but de veiller à la santé et à l'hygiène des marins, soit sur terre, soit sur mer. Et encore faut-il venir jusqu'à ces toutes dernières années pour voir dans les divers pays ces œuvres prendre leur essor définitif, veiller aux divers besoins de nos matelots et capitaines, prendre nettement conscience de leur but et des moyens d'y arriver.

Nous allons, dans un travail d'ensemble, étudier la part qui revient aux médecins dans ces différentes institutions. Elle est large et dans plusieurs, elle est même la principale; soit qu'elle doive veiller à l'hygiène de la nourriture et de l'habitation, remédier aux accidents et traumatismes si fréquents à bord, secourir les malades, leur procurer, leur administrer les médicaments nécessaires; soit qu'il s'agisse de lutter contre l'alcoolisme, si répandu malheureusement chez les marins et principalement chez les pêcheurs.

Et ce n'est pas ici leur tâche la moins importante, la moins utile. Ce n'est pas aussi celle où ils lutteront avec le moins de succès. L'exemple de l'Angleterre et les essais de nos œuvres maritimes françaises nous donnent les plus grands encouragements.

Dans le cours de ce travail, nous pourrons voir, en effet, qu'un des résultats les plus tangibles des *Mission to the deep sea fishermen*, des *Sailor's home*, des *Maisons du Marin*, etc., est la diminution de l'alcoolisme, diminution véritablement étonnante, comme on a pu le voir en l'espace de cinq ans chez les pêcheurs anglais.

Notre thèse se composera de deux grandes parties :

La première s'occupera des secours à apporter aux marins pendant leur séjour à terre, soit qu'il s'agisse de remédier aux accidents, aux maladies gagnées pendant les précédents voyages, soit qu'il faille les éclairer sur l'alcoolisme et les prémunir contre ses dangers, ou bien qu'on doive les mettre à même d'accomplir leurs prochaines traversées avec le minimum d'accidents possible. Nous traiterons dans cette première partie :

1° Des *Maisons du Marin*, de leur utilité dans la lutte contre les cabarets et des consultations médicales gratuites qu'on y distribue.

2° De la composition du coffre à médicaments, qui sera la pharmacie d'une longue traversée, pour un équipage parfois nombreux.

3° D'un enseignement médical pratique fait aux capitaines, aux patrons de pêche, aux matelots eux-mêmes, pour leur apprendre à se servir rationnellement des médicaments du coffre, à placer un appareil de fracture, à remédier à une hémorrhagie, etc., etc. Cet enseignement qui pourrait être institué dans les écoles d'hydrographie, serait surtout donné par les médecins civils ou militaires de nos ports de mer, dans une série de conférences, comme cela se fait en Allemagne par les soins de la *Samariter Verein*. Nous dirons un mot des manuels de médecine pratique publiés à l'usage de nos marins.

Dans la seconde partie nous parlerons des œuvres qui vont porter sur les lieux mêmes de pêche, les secours médicaux.

Un premier chapitre sera consacré aux pêcheurs de la mer du Nord. Nous y étudierons spécialement le fonctionnement de la grande œuvre anglaise d'assistance maritime *The Mission, to deep sea fishermen*.

De la mer du Nord nous passerons aux grands bancs, aux Terre-Neuvas. Après une rapide esquisse de leurs conditions de vie, de la morbidité et de la mortalité parmi ces pêcheurs, nous exposerons ce qu'ont fait l'Angleterre et la France pour leurs nationaux.

Et, à ce propos, viendra l'historique des Œuvres de mer, l'étude de leur fonctionnement et le compte rendu des diverses campagnes du navire-hôpital, le *Saint-Pierre*.

L'Islande sera la dernière de nos stations. Ici encore, nous retrouverons l'influence heureuse des Œuvres de mer.

Les docteurs du *Saint-Paul* nous raconteront toutes les misères soulagées, tous les malades guéris, l'influence de l'exemple d'un navire propre, tenu d'après toutes les règles de l'hygiène, sur les patrons et les équipages des goëlettes de pêche. Nous consacrerons aussi quelques lignes aux deux hôpitaux de Reikiavik et de Faskrud-fjord, où le *Saint-Paul* dépose les malades trop gravement atteints pour supporter la fatigue de nombreuses croisières.

Enfin, de l'exposé de toutes ces œuvres françaises ou étrangères, nous tirerons, pour ce qui concerne notre pays, quelques conclusions pratiques, tendant à l'extension des institutions déjà existantes, ou touchant aux modifications à y apporter, à la création de nouvelles œuvres que nous aurons vu fonctionner avec profit à l'étranger, ou dont le besoin se fait vivement sentir.

Si, par cet exposé et par cette étude sur l'Assistance médicale maritime, il nous est permis d'intéresser davantage au sort de nos braves marins et capitaines, s'il en sortait un résultat pratique, quelque minime qu'il fût, nous serions amplement récompensé de notre travail, et nous devrions ce succès à tous ceux qui ont bien voulu nous fournir les divers documents sur lesquels reposent cet ouvrage.

Cette œuvre des secours médicaux aux gens de mer apparaît, en effet, si attrayante, si féconde en heureux résultats, qu'il a suffi que nous manifestions l'intention de lui consacrer cette thèse inaugurale, pour que de toutes parts, de nos côtes de l'Océan, ou de celles de la Manche, de France, de Belgique, d'Allemagne, on nous offre un aimable et empressé concours. Et d'abord, qu'il nous soit permis de témoigner notre reconnaissance à M. le docteur Bonnafy, médecin en chef, membre du conseil supérieur de santé de la marine ; à M. le docteur Bonain, médecin de 1ʳᵉ classe de la marine ; et à M. le docteur Chastang, professeur à l'École du Service de Santé de Bordeaux, qui ont bien voulu nous aider de leurs conseils et nous faire profiter de leurs travaux sur cette question. Sir Archibald Esqʳᵉ, directeur de la *Mission to the deep sea fishermen,* nous a fourni tous les renseignements désirables sur le fonctionnement de cette admirable œuvre, qui tous les ans accomplit des merveilles dans la mer du Nord ou sur les côtes du Labrador. Comment pourrions-nous oublier l'accueil cordial que nous avons reçu aux Œuvres de mer ; les documents qu'elles nous ont fournis, doivent faire un de nos chapitres les plus intéressants.

Quant à la partie de cette thèse qui s'occupe des *Maisons du Marin,* nous n'avons eu pour la traiter, qu'à choisir dans tous les matériaux, si nombreux, si intéressants, mis obligeamment à notre disposition par M. le secrétaire des *Sailor's homes* anglais, par MM. les présidents et directeurs des *Maisons du Marin* de Dunkerque, Boulogne, Nantes, Rochefort, La Rochelle, Bordeaux. Ce sera leur témoigner notre reconnaissance que de montrer tout ce qu'ils ont su accomplir. M. le consul de France à Anvers, a bien voulu être notre intermédiaire auprès du *Zeemanshuis* de ce grand port de commerce. Il a ainsi contribué à faire connaitre à notre pays une institution modèle.

M. le docteur Vandaele et M. le directeur de l'École d'hydrographie et des pêches maritimes de Fécamp ont bien voulu nous indiquer les premiers essais d'enseignement médical pratique aux marins, tentés dans notre pays. Nous les en remercions, avec tous ceux qui se plaignaient de voir l'Allemagne développer de plus en plus ses *Samariter Verein*, sans qu'on cherche à l'imiter.

Avant de commencer définitivement notre thèse inaugurale, nous avons à témoigner tout d'abord notre reconnaissance envers Dieu, auteur de toute science et de tout bien, nous avons à remercier nos Maîtres de la Faculté libre de médecine de Lille, de leur enseignement, en même temps si élevé et si pratique. Grâce à leur science et à leur dévoûment, nous avons pu mener à bien nos études et nous espérons, dans l'humble ressort où nous sommes appelé à exercer la profession médicale, faire estimer et respecter la noble et douce mission du médecin. Messieurs les docteurs Bouchaud et Guermonprez ont droit à notre particulière reconnaissance pour l'amabilité avec laquelle ils nous ont ouverts leurs services ou leurs dispensaires. Nous garderons fidèlement le souvenir de leurs leçons et de leurs exemples.

M. le professeur Joffroy a bien voulu nous faire l'honneur d'accepter la présidence de cette thèse inaugurale. L'auteur pouvait lui être inconnu, mais nous savions que rien de ce qui touche à la conservation, à la défense de notre race, ne lui était étranger.

PREMIÈRE PARTIE

CHAPITRE I

MAISONS DU MARIN

Il faut lire, dans le livre si intéressant de Le Goffic, *Gens de Mer,* le chapitre consacré à la vie du marin à terre. Il n'est pas encore débarqué, qu'une foule d'exploiteurs sont là pour tirer partie de sa naïveté, pour faire profiter gens de tout acabit et surtout cabaretiers, de l'argent péniblement gagné pendant la traversée. Et les portraits d'hôtesses, tracés de main de maître par l'auteur, sont souvent des réalités. Aussi, dit M. Vieljeux, président de la *Maison du Marin* de La Rochelle, pour qui connait un peu la psychologie du marin, il ne saurait y avoir d'institution plus utile, plus indispensable même que cet établissement, vers lequel le marin saura, à son arrivée au port, diriger ses pas pour y trouver des récréations honnètes, une nourriture saine et les soins médicaux très souvent nécessaires.

«Et, en effet (1), de tous ceux qui chaque jour, souti...-
nent la lutte pour la vie, nul plus que le marin peut-
être ne se trouve aussi déshérité sous presque tous les
rapports. Que ce soit à la pêche, au cabotage ou au
long cours, l'existence du marin est rude et les risques
sont grands. L'isolement est immense à terre comme
en mer; ici, point de foyer où se réfugier le soir; la
famille, les amis sont au loin, et les mois, les années
parfois se passent sans qu'on ait revu les siens; les
lettres elles-mêmes sont rares, si toutefois il s'en
échange, ou si elles trouvent leur destinataire.

» Si du moins, après ces jours et ces nuits passés
entre le ciel et l'eau, loin de tout, après ces semaines
de pêches périlleuses, le marin pouvait goûter quelques joies au retour! Hélas! personne au port. Les
vieux, la femme, les enfants sont restés là-bas, dans
quelque coin des côtes de Bretagne ou de Normandie
et le cabaret seul est là pour le recevoir.

» Il s'y rend, et a bientôt fait d'y dépenser cet argent
qu'il s'était bien promis cependant d'envoyer en grande
partie aux siens. Comment lui faire un reproche de ces
bordées qu'il tire de droite ou de gauche, de cet argent
aussi follement gaspillé que péniblement amassé,
quand on n'a rien à lui offrir en échange. »

Dernièrement, le docteur Mével poussait un cri de
détresse en montrant l'alcoolisme qui, de plus en plus,
envahissait nos petits ports du littoral breton. Qu'on
ne se figure pas que l'exemple cité soit une exception,

---

(1) Discours de M. Vieljeux à l'Assemblée générale du 15 mai 1899.

tous les ports français ou étrangers sont les lieux où tout une race, une belle et forte race d'hommes, marins au long cours ou au cabotage, pêcheurs de haute mer ou du littoral, vient s'abrutir et chercher la mort, pendant que la famille absente, grands-parents, femmes et enfants, attendent l'argent gagné par le père, pour payer le pain de chaque jour. Argent qui se perd dans les cabarets et les mauvais lieux des grands ports. Qu'on ne vienne pas nous dire que nous exagérons, les exemples de marins perdant en quelques soirées des *centaines* de francs, prix d'une longue traversée, sont choses ordinaires. L'on peut ainsi juger la quantité d'alcool, d'apéritifs, de liqueurs, de toxiques de toutes espèces, qui vient ruiner ces organismes déjà souvent atteints par les fatigues d'un long voyage ou les maladies gagnées en pays étranger. Puis combien de fois, à la faveur de leur ivresse, n'achève-t-on pas de dépouiller entièrement les malheureux matelots. Récemment le gérant de la *Maison du Marin* de La Rochelle recevait les doléances de deux marins qui, en état d'ivresse, avaient été dépouillés de tout leur avoir, s'élevant à plusieurs centaines de francs, dans un cabaret de cette ville. Au reste, les malheureux étaient incapables de se rappeler la série des débits où les avait conduits la « tournée » obligatoire... et payante. A la *Maison du Marin* même, le gérant a, par six fois, ramassé des pièces d'or ou des porte-monnaies que des marins endormis, le coude sur une table, avaient laissés choir de leur poche. Il a ainsi sauvé une fois 100 francs, une autre fois 256 francs qui, en tout autre lieu, eussent presque immanquablement passés en d'autres mains moins délicates. L'un de ces marins avoua qu'au réveil, se croyant ruiné, il avait eu tout aussitôt la pensée de se jeter dans le bassin.

A Bordeaux, deux marins descendent d'un grand navire après un long voyage ; ces malheureux arrivent au bout de deux jours, dénués de tout à la *Maison du Marin*. Ils avaient touché chacun 600 francs. M. Albert Fox cite l'exemple d'un matelot qui, après 56 heures de séjour à terre, avait à solder une note de 396 francs de spiritueux.

Et c'est ainsi pendant tout l'intervalle de leur descente à terre, jusqu'au nouvel embarquement qui les trouve tout aussi pauvres qu'à leur premier départ et la santé délabrée par les excès d'alcool. En effet, cet embarquement n'aura lieu, le plus souvent, que lorsque le marin n'aura plus un sou à lui. Le placier, le requin de terre comme l'appellent les Anglais, est d'accord avec l'hôtesse, et il ne trouvera pour ce matelot place à bord que lorsqu'on n'aura plus rien à retirer de la pauvre victime.

Les *Sailor's homes*, les *Zeemanshuis*, les *Seeman's heim*, les *Maisons du Marin* en France et d'autres institutions analogues en Allemagne, en Amérique, au Canada furent créées pour remédier à cette situation.

Pour remplir son rôle, un établissement de ce genre doit donc offrir au marin un logement confortable, une nourriture saine et abondante, des récréations, des divertissements honnêtes qui l'aide à passer agréablement les longues soirées, loin des salles enfumées des cabarets. On y joindra un service de consultations médicales et une petite pharmacie dont il aura trop souvent besoin, pour combattre les maladies gagnées sous des climats étrangers, ou mener à bien une convalescence.

Mais il ne suffisait pas de créer un hôtel, dans lequel les matelots fussent attirés par la modicité du prix de la pension et la certitude de ne pas être exploités. Il fallait les mettre à l'abri des dépenses folles auxquelles ils ne sont que trop enclins. Le marin, qui revient d'une longue campagne ou qui va embarquer pour un voyage d'une certaine durée, se trouve souvent possesseur de sommes relativement importantes, montant quelquefois à plusieurs centaines de francs. S'il en garde la complète disposition, il se laissera vite tenter par les occasions qui se rencontrent à chaque instant dans nos ports, et courra risque de les dissiper en quelques heures.

Ces occasions sont si nombreuses : les buvettes surtout et les camarades que l'on retrouve après une longue séparation, avec lesquels il faut fêter les joies du retour, le verre en main, constituent, avec des tentations plus dangereuses encore, les périls du séjour à terre. Aussi, un des principaux soucis des gérants de ces institutions est-il d'amener les pensionnaires à leur confier leurs économies. Et c'est pourquoi nous trouvons dans les règlements de la plupart des *Maisons* les deux statuts suivants :

1° Le gérant recevra en dépôt toute somme ou objet mobilier que les pensionnaires voudraient déposer entre ses mains ;

2° Le gérant se charge de faire *gratuitement* l'envoi ou l'emploi des sommes déposées suivant les indications qui lui seront données par les déposants.

Partout on a été assez heureux pour y réussir. Et les *Maisons du Marin* n'auraient-elles que cette utilité, elles feraient œuvre de bonne hygiène sociale. Les faits sont là qui parlent d'eux-mêmes mieux que la plus belle dissertation.

Pendant l'exercice 1898-1899, les *Sailor's homes* de Londres ont reçu en dépôt 1 million 48.700 francs, sur lesquels près de 81.000 francs ont été envoyés aux familles par les soins du «home». Certes, en France, nous n'avons pas encore atteint ce chiffre : l'œuvre ne fait encore que débuter, mais elle est déjà pleine de promesses. Nous en donnerons deux exemples :

La *Maison* de La Rochelle a reçu en dépôt, pendant sa première année d'existence, 11.000 francs, sur lesquels 8.000 francs environ ont été, par ses soins, envoyés gratuitement aux familles et 2.000 francs placés à la Caisse d'Épargne ou au Crédit Foncier. Le surplus a été remis aux intéressés au moment de leur embarquement. A Nantes, dans l'année 1898, plus de 10.000 francs ont été ainsi mis à l'abri d'une dilapidation trop rapide. C'est donc, rien qu'entre ces deux *Maisons* de La Rochelle et de Nantes, plus de 24.000 francs en un an enlevés pour la plus grande part aux débits et cabarets.

Mais cet argent, une fois déposé dans un moment de bon sens et de réflexion, n'est-il pas souvent repris, lorsque les mauvaises habitudes reprennent le dessus ou lorsque revient le désir de courir une fois encore une dernière bordée avec les camarades ? Le comité de Nantes répond à l'objection. Pour retirer son argent, il faut que le matelot vienne le réclamer, ce qui lui donne le temps de réfléchir et permet de risquer quelques observations.

On peut rappeler que là-bas, au fond de la Bretagne, il y a une femme, des enfants, de vieux parents, qui attendent une partie de cet argent pour vivre ; depuis longtemps, peut-être, on n'a rien envoyé, et le gérant se chargerait volontiers des formalités nécessaires à une expédition.

Les marins ont du cœur, ils sont plus étourdis que foncièrement mauvais, et presque toujours, ces observations sont bien accueillies : une petite somme est envoyée à la famille, et y ramène la joie et la tranquillité.

Le comité cite des faits touchants à l'appui : Un matelot vient de toucher 200 francs ; il est informé de la naissance de son second enfant. Il s'apprête à fêter cette nouvelle dans une orgie avec ses camarades. Mais la gérante est là. Elle intervient, lui insinue que ce n'est pas le moment de dépenser inutilement une aussi forte somme, et une bonne partie des 200 francs prend le chemin de la maison. Une autre fois, un pensionnaire amène un de ses camarades, beau garçon de 25 ans, de haute et fière allure, mais légèrement influencé par la bordée qu'il venait de tirer. Après maints insinuants discours, il consent à vider ses poches dans les mains de la gérante et s'endort. Celle-ci frémit en comptant

800 francs. Elle les enveloppe dans un papier sur lequel elle écrit : « A l'homme saoûl », n'ayant pu recueillir sur lui aucun autre renseignement.

C'était un garçon de valeur et, à peine arrivé d'une longue campagne, il était déjà engagé pour un nouvel embarquement. Avant de partir, il envoyait 700 francs à sa sœur pour payer sa part d'une petite maisonnette qu'ils avaient acquise par moitié.

Ces faits ne sont pas isolés et les *Maisons du Marin* reçoivent chaque jour des lettres de femmes, de mères de matelots, pour remercier de l'heureuse influence que ces *Maisons* ont prise sur leurs maris ou leurs fils. Ainsi une femme de Port-Haliguen assurait que depuis la fondation de la *Maison du Marin* de Nantes, son mari lui avait envoyé exactement 45 francs par mois. Les années précédentes, les envois étaient fort irréguliers, et, dans le cours d'une année entière, elle n'avait reçu de lui que 70 francs.

Un point important est de diminuer le séjour, dans les ports, des marins, mousses et novices. Oisifs et loin de leur famille, ils y sont exposés à tous les entraînements. Aussi, les *Maisons du Marin* les envoient-ils se retremper dans la vie de famille, toutes les fois qu'elles ne prévoient pas d'embarquement prochain. On conserve seulement leurs papiers, afin de les présenter aux capitaines en quête d'équipage. Un télégramme fait promptement revenir les intéressés, aussitôt qu'une occasion se présente.

C'est aussi un des motifs pour lesquels ces Sociétés s'occupent de trouver du travail aussi rapidement que possible à leurs pensionnaires, et même à tous les marins qui s'y adressent. Et c'est pourquoi elles s'adjoignent un bureau de placement.

En relations constantes l'une avec l'autre, elles peuvent facilement répondre à ce double souci d'un embarquement pour leurs hommes et d'une prompte réponse aux demandes des armateurs et des capitaines. Bordeaux a même à Bayonne un correspondant qui lui a alternativement procuré des hommes et des embarquements.

Le bureau de placement de la même institution eut à lutter trop longtemps contre une sourde hostilité. Le conseil d'administration ne la surmonta qu'en autorisant le gérant à faire gratuitement les rôles des navires à l'arrivée et au départ. Les embarquements qui, avant cette mesure, étaient de 33 environ par mois montèrent aussitôt à une moyenne de 62. Et c'est ainsi que la *Maison du Marin* du quai de la Monnaie, pouvait compter, en 1898, 517 hommes et 1.572 journées de plus qu'en 1897, et cependant une moyenne de séjour abaissée de 7,2 à 5,5.

Vente des boissons dans les Maisons du Marin. — Et maintenant une question se pose. Fera-t-on, comme dans presque tous les *Sailor's homes*, une exclusion totale des spiritueux et des boissons fermentées, ne laissant en vente que les liquides permis par les sociétés de tempérance, c'est-à-dire du thé, du café et autres infusions analogues? Ou bien autorisera-t-on la vente des boissons alcooliques, comme dans la grande majorité de nos *Maisons* françaises, en se réservant d'opposer un refus à la demande d'un individu montrant un commencement d'ivresse? Un exemple sera la meilleure réponse à cette question. Parmi tous les *Sailor's homes* anglais, un seul débite du vin et des spiritueux, c'est celui de Portsmouth. Le capitaine de vaisseau Richard rapporte ainsi la cause de cette exception :

« Le Royal *Sailor's home* de Portsmouth est situé, dans Queen Street, à un endroit où abondent plus spécialement les cabarets. Un plus particulièrement, portant l'enseigne de *Fighting Cocks* (aux coqs de combat) et adjoignant le Home, avait sur les pensionnaires de cet établissement la plus fâcheuse influence. C'était là que ceux-ci allaient se faire servir les spiritueux qu'on leur refusait ici. Là, on les leur versait, bien entendu, sans autre limite que celle de l'argent que contenaient leurs poches. La tranquillité et l'ordre, dans le *Sailor's home*, avaient à en souffrir.

» Aussi, en 1880, le comité des directeurs fit-il acquisition du cabaret des *Fighting Cocks*. Mais cela ne suffisait pas, et, en 1886, pour endiguer un mal qu'il ne pouvait pas détruire, il se résolut à admettre temporairement la vente des spiritueux, à titre d'expérience. On se réservait d'opposer un refus à toute demande d'un pensionnaire montrant un commencement d'ébriété.

» Les résultats ont été excellents : la clientèle ordinaire s'est accrue et montrée plus attachée et on a constaté bientôt que l'absorption des spiritueux tendait à décroître au bénéfice des autres boissons.

» Le tableau ci-dessous donne la valeur annuelle de la consommation de vins, spiritueux, bières, eaux de seltz et met en lumière ce qui vient d'être dit :

	1885	1886	1887	1888	1889
	liv. s. d	liv. s. d.	liv. s. d.	liv. s. d.	liv. s. d.
Vins spiritueux		82 1 3	147 10 0	126 7 9	117 13 9
Bières, etc...	934 2 6	834 2 6	889 7 3	868 17 8	930 19 8
Eau de seltz..	115 18 5	127 6 6	148 16 3	142 2 5	162 3 3

Nota. — Les sommes portées dans ce tableau sont exprimées en monnaies anglaises, livres sterling, shillings et pences, dont les valeurs en francs sont respectivement environ 25 fr. 25, 1 fr. 25 et 0,10.

» Et pour rendre ce tableau plus instructif, on ajoutera que le nombre des repas, fournis par le *Sailor's home* de Portsmouth s'est élevé, pendant cette même période de 1885 à la fin de 1889, du chiffre annuel de 38.008 (1885) à celui de 60.857 en 1889 et que le nombre des lits loués annuellement de 33.432 en 1885, s'est élevé en 1889 à 66.970. La progression régulièrement suivie pendant toute la période intermédiaire montre qu'on n'a pas eu affaire à un à-coup, venant accroître brusquement le nombre des marins hébergés par le *Home*, mais bien à un accroissement progressif et continu. »

Après cette expérience, la vente des spiritueux a acquis à Portsmouth une existence légale.

En France, la plupart des *Maisons* ont suivi cette manière de voir. Ainsi on m'écrit de Bordeaux que l'on donne du café, du vin, peu de consommations, jamais d'absinthe. Cependant à La Rochelle on ne distribue que du café, du thé et du vin.

Partout les consommations doivent être payées comptant.

Quelle méthode doit-on préférer? Les uns et les autres disent se bien trouver de leur manière de faire. Probablement parce qu'ils se trouvent dans des situations différentes. Ainsi, le *Sailor's home* de Porstmouth a été amené à vendre des spiritueux par sa situation au milieu de nombreux cabarets où les matelots pouvaient, sans grand dérangement, trouver ce qu'on leur refusait à leur hôtel. D'autres institutions plus éloignées de ces buvettes, si tentantes pour le marin, ont moins à craindre leur concurrence.

Mais notre opinion est que, dans la majorité des cas, il est prudent de ne pas exclure complètement toutes les boissons alcooliques, comme le vin et la bière.

Bordeaux a agi sagement en conservant quelques liqueurs, mais aussi en excluant ces essences toxiques, comme l'absinthe, dont la suppression doit être complète.

Des secours médicaux dans les Maisons du Marin. — Parmi les matelots et les officiers que les *Maisons du Marin* abritent au retour d'un long voyage, beaucoup dont l'état n'est pas assez grave pour exiger un séjour à l'hôpital, ont besoin, néanmoins, des secours du médecin.

Ils auront à suivre une médication, un régime qui pourront s'accorder avec le règlement de la *Maison*.

D'ailleurs, celle-ci possède, le plus souvent, une

infirmerie dont les frais pourront être couverts par les
armateurs auxquels appartiennent les marins en traitement. En effet, l'article 262 du code de commerce est
ainsi conçu : « Le matelot est payé de ses loyers, traité
et pansé aux dépens du navire, s'il est tombé malade
pendant le voyage, ou s'il s'est blessé au service du
navire. »

Quand la maladie est sérieuse, le marin est envoyé
à l'hôpital ; mais dans les cas légers, on le confie parfois
aux *Maisons du Marin*, bien préférables au point de vue
hygiénique au milieu hospitalier. L'armateur ou l'assurance garantissent les frais de séjour qui sont peu
élevés.

Les soins médicaux sont assurés par des médecins
qui viennent donner régulièrement leurs consultations
à tous les marins qui se présentent. En Angleterre,
chaque marin verse un franc ou deux par consultation,
prix modique si on le compare aux honoraires bien
plus élevés des médecins anglais. Au *Zeemanshuis*
d'Anvers, un médecin est admis à donner ses soins aux
pensionnaires de l'établissement, à leurs frais, suivant
un tarif arrêté par le comité. Toutefois, il est loisible
aux pensionnaires de se faire soigner par un médecin
de leur choix.

En France les soins médicaux sont partout gratuits.
Le dévouement de nos confrères civils et militaires,
qui se sont mis généreusement à la disposition de ces
institutions, a permis d'agir de la sorte. C'est ainsi
qu'à Dunkerque le médecin de la défense mobile assure
le service médical. A Nantes, MM. les docteurs Dupin

et Guillou ont mis leur science au service des marins de ce grand port de commerce. A Rochefort, c'est M. le docteur Burot, médecin principal de la marine, qui a fondé, parmi plusieurs œuvres de haute portée sociale; la *Maison du Marin*. A Bordeaux nous trouvons dans le conseil d'administration de l'œuvre M. le docteur Mesnard, médecin des hôpitaux.

Une autre fonction du médecin est de surveiller l'hygiène de l'établissement, de s'assurer de la désinfection périodique des meubles et immeubles. A Anvers la visite a lieu au moins une fois par semaine, et à chaque visite le docteur consigne ses observations dans un registre spécial déposé au bureau du directeur.

Il serait à désirer que l'on imitât dans les autres institutions cette régularité dans les inspections. Inspections qui pourraient très bien ne pas être aussi fréquentes; d'ailleurs, ceci dépendrait du nombre de pensionnaires et de l'importance de la maison. De même, la rédaction du rapport serait bien souhaitable, pour qu'il puisse être consulté et discuté lors des réunions du conseil d'administration.

Nous allons maintenant passer en revue les diverses *Maisons du Marin* de France, voir les premiers résultats obtenus, et comme termes de comparaisons nous dirons quelques mots des œuvres anglaises et du *Zeemanshuis* d'Anvers.

Sailor's homes

Le capitaine de vaisseau Richard, attaché naval de France en Angleterre, dans son rapport au Ministre

de la Marine sur les *Sailor's homes* anglais, insiste sur
ce fait que toutes ces institutions sont l'œuvre de la
charité individuelle et reposent sur les *Voluntary
contributions*. « Cette charité inépuisable, dit le capitaine
Richard, dont tant d'autres œuvres font foi, est sans
contredit le trait le plus pur et le plus recommandable
de la race anglo-saxonne... Dans tout l'Empire britannique, on rencontre à l'œuvre ces corporations qui
naissent sans autorisation, se développent en pleine
liberté, n'ayant d'autres vues et d'autres soucis que de
défendre certaines catégories d'intérêts, de secourir
des infortunes, de protéger telle ou telle communauté...
Si quelques-unes d'entre elles disparaissent sans laisser
de traces, le nombre est bien plus grand de celles qui
prospèrent et occupent une place considérable dans la
vie économique du pays. Les *Sailor's homes* sont de
celles-ci. Elles se sont étendues à toutes les parties du
monde, aussi bien dans les pays étrangers que dans les
colonies de l'Empire britannique. » Il suffit de jeter les
yeux sur les tableaux que nous reproduisons pour
juger de l'importance d'une telle œuvre. Nous allons,
toujours d'après le capitaine Richard, dire quelques
mots de leurs caractères particuliers. Nous finirons
en donnant les résultats de l'exercice 1898 des *Maisons
du Marin* de Londres, Well-Street et Dock-street...
Certains de ces établissements sont plus spécialement
destinés à la marine militaire. Ce sont ceux de Portsmouth, Devonport. Certains comme celui de Weymouth,
ne vivent que grâce à l'appoint des marins des vaisseaux de guerre ancrés habituellement dans leur

port. En effet, l'Amirauté subventionne un certain nombre de ces *Sailor's homes*. Ce sont plutôt des clubs qui se recommandent par l'heureuse influence qu'ils exercent sur l'esprit et la santé des matelots dont l'Amirauté a la charge. Ce département distribue ainsi 650 livres sterlings votées au chapitre XI du budget, à treize établissements dont le capitaine Richard cite neuf principaux qui sont ceux de Porstmouth, Devonport, Queenstown, Cork, Weymouth, Southampton, Sydney, Gibraltar et Floriana.

« Ces *Sailor's homes*, comme ceux plus particulièrement destinés au service de la marine marchande, sont, autant que possible, placés dans le voisinage du port ou des docks, de manière à être au centre du lieu où les marins sont attirés par leurs habitudes et leurs intérêts. Souvent, des plaques indicatrices, placées sur les quais aux endroits de débarquement, à la sortie des docks ou dans les rues avoisinantes, donnent l'adresse de l'établissement et la direction dans laquelle il faut se diriger pour s'y rendre.

» A Londres, où par suite de l'immense étendue des docks, un navire peut s'amarrer et débarquer ses matelots à un point fort éloigné du « Home », celui-ci envoie des agents et des fourgons pour recevoir hommes et bagages. D'autre part, à Gravesend, siège d'une succursale du *Sailor's home* de Londres, une chaloupe à vapeur de l'établissement, « Maude », se rend à bord des navires remontant la Tamise, conduit au « Home » de Gravesend ou prend des mesures pour diriger sur celui de Londres ceux des marins qui en expriment le désir. »

A chaque établissement est adjoint une buvette, mais cette buvette, tenue d'après les règles de la société de tempérance, ne vend ni vins ni spiritueux. Celle de Porstmouth seule fait exception. Nous en avons déjà expliqué la raison.

Un certain nombre de *Sailor's homes* reçoivent les marins sans ressources *(destitutes)* qui viennent demander un asile. On ne leur adresse aucune question. Ils peuvent donner tel nom que bon leur semble. Les *destitutes* sont logés et nourris dans un endroit à part. L'administration s'offre de leur trouver aussitôt que possible un embarquement.

Nous donnons ci-dessous la *statistique de l'exercice 1898 aux « Sailor's homes » de Londres*, comme terme de comparaison avec nos œuvres françaises :

10.164 marins y ont été logés, parmi lesquels 3.160 en avaient été antérieurement pensionnaires.

40.336 livres sterling ont été placées dans la Banque du *Sailor's homes* par les marins, 27.760 retirées, et 3.231 remises à leurs parents par les soins de l'Administration.

2.478 de leurs pensionnaires ont été embarqués.

Nombre des marins admis dans les *Homes* de Londres depuis leur ouverture en 1835 : 494.993, dont 147.956 sont des habitués.

Étude comparative du nombre de pensionnaires des «Sailor's homes » de Londres, suivant les nations auxquelles ils appartiennent :

Angleterre	248.220
Écosse	75.599
Irlande	31.599
Pays de Galles	12.565
Iles du Channel	6.925
Colonies anglaises du Nord de l'Amérique	7.699
États-Unis	9.153
France	4.373
Russie	7.224
Autriche	2.891
Allemagne	15.336
Italie	2.078
Espagne	1.681
Suède et Norwége	36.897
Danemark	6.877
Hollande	3.706
Belgique	1.647
Portugal	1.653
Suisse	154
Iles de la Méditerranée	879
Colonies du Cap et de l'Ile Maurice	1.907
Lapland	23
Islande	8
Côte Ouest d'Afrique	986
Indes Occidentales	6.567
Indes Orientales	1.949
Australie et Nouvelle-Zélande	4.353
Amérique du Sud	1.170
Iles des mers du Sud	297
Chine et Japon	354
Sans domicile	305
Total	484.993

Noms des ports où sont établis des « Sailor's homes » :

ANGLETERRE ET PAYS DE GALLES. — Bristol, Devonport, Douvres, Falmouth, Gloucester, Gravesend, Great Yarmouth, Holyhead, Hull, Liverpool, London (Well-street et Dock-street), Lowestoft, Milford, North Shields, Plymouth, Portsmouth, Ramsgate, Sunderland, Southampton, Cardiff, Swansea.

IRLANDE. — Belfast, Cork, Dublin, Limerick, Queenstown.

ÉCOSSE. — Dundee, Glasgow, Greenock, Leith, Stornovay.

COLONIES ET PORTS ÉTRANGERS. — Sydney, Melbourne, Calcutta, Bombay, Madras, New-York, Boston, San Francisco, Dunkerque, Marseille, Hong-Kong, Shanghaï, Victoria (île de Vancouver), Saint-Jean de Terre-Neuve, Amsterdam, Rotterdam, Le Havre, Saint-Jean (Nouveau-Brunswick), Halifax (Nouvelle-Écosse), Hambourg, Callao, Honolulu, Antwerp.

M. le capitaine Richard remarque que la liste ne comprend pas tous les établissements qui sont réellement des *Sailor's homes*. Tel est notamment le cas, dit-il, pour quelques-uns des plus humbles parmi ceux plus particulièrement destinés aux sous-officiers et matelots de la marine royale et pour ceux qui, dans le voisinage du port, reçoivent matelots et soldats. Il cite comme exemple : Weymouth, Gibraltar, Alexandrie, Floriana, tous les quatre plus spécialement fréquentés par les marins de la flotte, mais demeurant aussi ouverts aux matelots de la marine de commerce. A Edimbourg, il a rencontré un *Sailor's* et *soldier's home*, pas très vaste, mais merveilleusement situé et très bien tenu.

Il faudrait rappeler en outre toutes les institutions qui s'efforcent de moraliser le marin anglais, car toutes ont parmi leur buts principaux, celui d'éloigner le plus possible le pauvre « Jack » du cabaret. Nous nous bornerons à citer :

La « *Bristish and Foreign Sailor's Society* », fondée sous la présidence de l'amiral lord James Gambier en 1818.

La « *Saint Andrew's waterside Church Mission* », créée en 1864.

La « *Royal naval Scripture reader's Society* », établie en 1860, s'adresse à la flotte militaire.

Les « *Missions to seamen.* »

La « *Mission to deep sea fishermen* » que nous étudierons assez longuement aux chapitres des mers du Nord et de Terre-Neuve.

La « *Seamen's friendly Society of Saint-Paul.* »

Zeemanshuis d'Anvers

Le *Zeemanshuis* a pour but :

« 1° De procurer à des prix modérés aux marins fréquentant le port d'Anvers, sans distinction de nationalité, le logement, la table, les soins médicaux et autres s'il y a lieu.

. . . .

« 4° De soutenir et relever leur moral et de combattre l'ivrognerie (extraits des statuts). »

Le prix de la journée de logement et nourriture pour vingt-quatre heures est fixé à 2 fr. 75 pour les matelots et 1 fr. 50 pour les mousses. Il est fait une réduction proportionnelle si la journée d'entrée ou de sortie n'est pas complète.

Il y a dans l'hôtel une buvette où l'on distribue, avec modération, des boissons alcooliques.

Exercice 1898. — Septième année d'existence de l'établissement.

L'établissement a reçu la visite de 1.381 marins ayant donné ensemble 11.406 journées, soit une moyenne de 8,21 journées de séjour par homme ou de 31,25 pensionnaires par jour.

Les 1.381 pensionnaires ont été fournies par les catégories suivantes :

Officiers	36
Maîtres d'équipages et charpentiers	59
Matelots	1.032
Mécaniciens et chauffeurs	106
Novices	83
Maîtres d'hôtel et cuisiniers	61

Les pensions payées par les marins se sont élevées à fr. ... 31.366 43
les recettes du café se sont élevées à fr... 1.699 39

Depuis l'inauguration du *Zeemanshuis*, le 15 octobre 1891, l'administration a fait parvenir aux familles des marins 22.867 fr. 12, soit pour l'année 1898 seule, 2.702 fr. 56. En cette même année elle a reçue en outre en dépôt de 91 marins 4.789 fr. 31, et de 8 autres 38 lots de la ville d'Anvers.

Maison du Marin de Dunkerque

Inaugurée le 21 novembre 1895. Déclarée d'utilité publique par le décret du 28 mai 1897.

Au début ne dispose que de 20 lits.

En 1896, elle héberge 517 marins.

En 1897, elle héberge 773 marins, représentant 5.200 journées.

« En y ajoutant (1) les 390 marins qui n'ont fait que passer (ce sont ceux qui viennent prendre un ou deux repas et repartent de suite, soit par chemin de fer, soit à bord d'un navire), en y ajoutant aussi les 320 marins qui grâce à leurs bons certificats, ont été inscrits sur le registre d'embarquement, on arrive à un chiffre total de près de 1.500 marins auxquels notre établissement a rendu service en 1897.

» Pendant le second semestre, il y a eu 43 jours où la *Maison* a été au complet, et où il a fallu refuser du monde. »

Le 21 août 1898, on inaugure les nouveaux bâtiments de la rue Lhermite. Ils contiennent 35 lits. Quatre mois après, on avait reçu 1.001 marins représentant 7.029 journées. La moyenne de séjour par homme a donc été de 7 jours.

Prix de la journée : 2 francs.

Il y a une buvette où l'on vend des boissons alcooliques avec modération.

Maison du Marin du Havre

Inaugurée le 15 décembre 1898. Fondée par la Section havraise de la Société française antialcoolique.

---

(1) Discours de M. Féron, président du Conseil d'administration, à l'inauguration des nouveaux bâtiments de la rue Lhermite, le 21 août 1898.

Prix de la pension : 2 francs par jour.

Du 15 décembre 1898 au 15 février 1899, 116 marins ont été logés, représentant un total de 882 journées.

Maison du Marin de Nantes

Elle vient de terminer sa troisième année d'existence. Disposant d'abord de 15 lits, elle en porta le nombre à 20 en juin 1898. En juin 1899, une bienfaitrice la met en possession d'un vaste et bel immeuble où l'on installa 35 lits. Il y a facilement place pour 50.

Aussi, grâce à cette générosité, dispose-t-elle maintenant d'une habitation dans laquelle les marins trouvent tout ce qui est propre à leur en rendre le séjour agréable et salutaire : dortoirs vastes et bien aérés, salle de lecture et de correspondance, infirmerie, salle de bains, jardin, etc. Prix de la journée 2 francs pour les matelots ; 1 franc 50 pour les mousses.

Nous donnons le compte-rendu de l'exercice des deux dernières années :

1898	Logés à la *Maison du Marin*	Embarqués
Officiers	10	8
Matelots et divers	438	339
Novices	104	71
Mousses	96	71
Total	648	489

Le nombre total des journées a été de 4.480. Chiffre moyen de pensionnaires par jour 13. Sommes déposées par les marins 10.000 francs.

N.-B. — Dans le courant de l'année, plus de 150 hommes ont dû aller chercher ailleurs un asile que l'exiguité relative du local ne permettait pas de leur accorder.

1899	Logés à la *Maison du Marin*	Embarqués
Officiers	14	7
Matelots et divers	684	456
Novices	165	89
Mousses	121	74
Total	984	626

Nombre total des journées 7.232. Sommes envoyées aux familles ou déposées à la caisse d'épargne, 3.436 fr. 65. Sommes déposées à l'entrée, 16.491 fr. 85 et 10 livrets.

Maison du Marin de La Rochelle

Inaugurée le 1er mai 1898. Fondée par la Société Rochelaise de tempérance et de protection du travail.

Art. Ier des statuts. — La Société a pour but de lutter contre l'envahissement de l'alcoolisme et d'offrir aux marins un moyen pratique de résister aux séductions des débits de spiritueux.

Il y a une buvette où l'on ne sert que du café, du thé et du vin.

Pension, 2 francs par jour pour les hommes et 1 f. 50 pour les mousses.

Compte-rendu de la 1re année d'exercice, 1er mai 1898-30 avril 1899.

Nuits passées dans l'établissement : 2.029

Embarquement : 297 officiers et matelots.

Dépôts par les marins : 11.000 francs dont 8.000 francs environ ont été, par les soins de l'administration envoyés gratuitement aux familles et plus de 2.000 placés par elle, pour ses pensionnaires, à la caisse d'Épargne ou au Crédit Foncier.

Maison du Marin de Rochefort

Fait partie d'un ensemble d'œuvres comprises sous le nom de *Société de l'Assistance Rochefortaise*. Elles offrent le caractère particulier d'assistance par le travail. Toutes ont été fondées par M. le docteur Burot, médecin principal de la Marine.

Extrait des statuts :

Art. 2. — Les marins du commerce, de passage, en attendant un embarquement, y sont logés et nourris. Ceux d'entre eux qui ont quelques économies donnent une faible rétribution, en moyenne un franc ; ceux qui sont sans ressources sont admis gratuitement, en échange de quelques occupations.

Art. 5. — On ne demande aucune avance et aucun marin en quittant la maison n'a de dettes ; ou il a été simplement assisté parce qu'il était fatigué, ou bien il a travaillé et a couvert ses dépenses journalières.

Art. 6. — Tout marin valide, en état de travailler et qui refuse, ne peut rester plus d'un jour, exception faite, toutefois, pour ceux qui ont de l'argent et qui veulent se reposer en attendant leur embarquement.

Art. 7.— Ceux qui veulent travailler, sont conduits, chaque matin, après le nettoyage et la propreté, à l'exploitation agricole et industrielle située à une petite distance de la *Maison du Marin*; ils reviennent pour déjeuner et pour dîner.

Ils reçoivent, matin et soir, des bons de travail, en échange desquels on leur donne de la nourriture ; les bons économisés sont remboursés en argent au départ.

La *Maison du Marin*, de Rochefort, contient 14 lits.

Maison du Marin de Bordeaux

Ouverte en novembre 1896. A remporté à l'exposition maritime de Bergen un diplôme d'honneur.

La pension est de 3 fr. 50 par jour pour les officiers, 2 francs pour les hommes et 1 fr. 50 pour les mousses.

	Pensionnaires	Journées de présence	Durée moyenne de séjour
1897	901	6.557	7.2
1898	1.448	8.129	5.5

Embarquement. — 1er semestre : moyenne de 33 par mois. En juillet 1898, le Conseil d'administration autorise le gérant à faire gratuitement les rôles des navires à l'arrivée et au départ. La moyenne monte à 62 par mois à partir du 1er juillet.

En outre, 236 marins étrangers à la *Maison* se sont fait inscrire en 1898 sur ses registres, elle a pu en faire partir 166.

A Bayonne, la *Maison du Marin* de Bordeaux a un

correspondant qui lui a alternativement procuré des hommes et des embarquements.

Maison du Marin de Marseille

Créée par l'Union syndicale des navires de commerce réunis de France (section de Marseille). Inaugurée le 25 septembre 1897.

Prix de la pension, en aucun cas, plus de 2 francs par jour.

En 1898, a reçu 457 marins, représentant 5.875 journées.

Hôtel des Marins de Marseille.

Création de la Chambre de commerce. A ouvert ses portes en novembre 1898. Quarante marins peuvent y trouver asile et pension, moyennant le paiement d'une somme journalière de 1 fr. 90 pour les matelots et de 1 fr. 25 pour les novices et les mousses.

En dehors de ces institutions qui hospitalisent les marins, leur procurent le logement et la nourriture, il y en a quelques autres qui, tout en ne remplissant pas ce but, jouent néanmoins un rôle utile dans la lutte contre l'alcoolisme, en éloignant le marin du cabaret et en accomplissant auprès de lui une œuvre moralisatrice. Comme type de ces établissements, nous citerons :

Le *Repos du marin*, de Marseille. Situé sur le quai du vieux port, les marins peuvent y entrer gratuitement pour se reposer, faire leur correspondance, lire des livres et des journaux.

A *Boulogne-sur-Mer*, une *Maison du marin* est ouverte de six heures à dix heures tous les soirs. Elle reçoit les marins après leur travail, leur fournit papier pour écrire, journaux à lire, jeux, illustrations, livres.

De temps en temps, on fait une distribution de bière et de tabac. Depuis quinze mois quelle fonctionne, elle a compté 2,300 présences, provenant de 400 hommes différents.

Le docteur Mével nous rappelait, il y a peu de mois, les ravages de l'alcoolisme sur les côtes sud de Bretagne et montrait tout ce qu'on devait craindre pour la race de nos pêcheurs. Il faisait voir déjà la diminution de la natalité, la morbidité grandissante, l'augmentation des exempts du service militaire pour cause de maladies ou d'infirmités.

Et il demandait, pour remédier à ce mal envahissant, la création de *Maisons de marins*. Des personnes dévouées ont répondu à son appel et viennent de créer sur le rivage de Cornouailles et dans les îles voisines, quatre *Abris du marin*.

L'*Abri du Marin* est en quelque sorte un cercle, une maison commune, ouverte aux marins-pêcheurs, qui peuplent par milliers certains ports bretons.

Le but tout spécial est d'attirer les pêcheurs pendant les jours de relâche (si fréquents l'hiver, surtout sur nos côtes de l'Océan et de la Manche), de les attirer et de les retenir, en leur offrant gratuitement des salles de réunion.

L'*Abri du Marin* se compose d'une grande salle commune où ils trouveront leurs jeux favoris, d'une salle de lecture, avec bibliothèque, qui leur fournira des éléments d'instruction professionnelle (livres nautiques, cartes marines) et de récréation intellectuelle (journaux illustrés, livres de vulgarisation scientifique et récits de voyage) ; puis, on a ajouté certains avantages matériels, tels que coquerie pour les marins de passage, citerne à eau douce, etc. Un local pour le gardien et un préau couvert pour les jeux complètent l'établissement qui, d'ailleurs, devant être adapté aux besoins de chaque port, varie plus ou moins dans ses détails.

On comprend facilement la portée moralisatrice de telles institutions, si on songe que certains ports de Cornouailles comptent les marins-pêcheurs par milliers : Concarneau, 4.800 inscrits ; Audierne, 5.000 ; Douarnenez, 8.000, etc.

Depuis quelques années, on constate, sur les côtes du Finistère, qu'un réel désir d'instruction, théorique, professionnelle, se manifeste parmi les jeunes pêcheurs. L'*Abri du Marin* utilise et développe ces tendances. Il constitue un lieu de réunion agréable, abrité, chauffé l'hiver, où le pêcheur peut garder la même liberté d'allures qu'au cabaret, mais où il apprend à s'intéresser à autre chose qu'à l'absorption de ces petits verres d'alcool, qui le désorganisent au physique et au moral.

Il est évident que ces établissements de marins, dont l'ouverture est attendue avec impatience par les destinataires, sur les points de la côte que nous avons cités, sont appelés à se multiplier sur toute l'étendue du littoral et à y rendre de très sérieux services.

Deux des *Abris*, au Guilvinec et à l'île de Sein, sont organisés et font leurs preuves dès cet hiver ; deux autres, dont l'un destiné à un des importants ports de pêche de Cornouailles, seront prêts l'été prochain.

Nous nous arrêterons un peu plus longuement à la *Maison du Marin* de Saint-Pierre et Miquelon. Elle rentre dans la catégorie des dernières institutions que nous venons de passer en revue. Mais le nombre des marins qui la fréquentent, l'importance des services rendus depuis cinq ans déjà, veulent que nous lui consacrions une étude un peu détaillée. Pour ne pas scinder l'exposé de la *Société des Œuvres de mer*, à laquelle elle appartient, pour ne pas diviser l'étude si intéressante de nos Terre-Neuvas, nous parlerons de la *Maison du Marin* de Saint-Pierre et Miquelon dans le chapitre qui aura trait aux pêcheurs de Terre-Neuve. Cela nous évitera des redites sur la géographie des lieux de pêche et les conditions du travail dans ces pêcheries.

CHAPITRE II

DU COFFRE A MÉDICAMENTS

Nous avons vu, dans le chapitre précédent, les œuvres créées en vue de préserver la santé du marin à terre, en esssayant de le soustraire à l'alcoolisme, en lui donnant les consultations et les secours médicaux dont il pourrait avoir besoin.

Mais bientôt il nous quitte pour reprendre sa vie errante et aller gagner, sur toutes les mers du globe, le pain de sa famille. Et dans cette nouvelle situation, il va être exposé à de nouveaux dangers, à de graves traumatismes, à des maladies qui l'assailleront, d'autant plus facilement, qu'il sera épuisé par les fatigues, les affections spéciales aux climats étrangers, qu'il sera soumis à des travaux qui ont, eux aussi, leur pathologie particulière.

Ils sont bien rares les cas, où le nombre des matelots, et surtout des passagers embarqués, a décidé l'armateur à les faire accompagner d'un médecin. Et ce sera le capitaine, le patron de pêche, qui devra remédier à tous les accidents, à toutes les maladies. Ce sera donc leur être éminemment utile que de les munir des médicaments, des appareils strictement nécessaires. Le coffre à médicaments a été créé dans ce but. L'historique de ce coffre est intéressant à plus d'un point de vue.

Historique. — L'ordonnance royale du 4 août 1819 imposa un coffre à médicaments à tout navire de commerce, avec l'obligation d'avoir un chirurgien à bord, dès que l'équipage dépassait 40 hommes. La grande majorité des vaisseaux n'atteignait pas ce chiffre et leurs capitaines étaient donc appelés à se servir du contenu de ces coffres. Mais il leur manquait une instruction claire, précise, suffisamment détaillée, pour les mettre à même de l'utiliser. « Les commissions médicales des ports furent invitées à rédiger cette instruction. Le texte élaboré par la commission du Havre, composée de MM. Huet, Deverre et du Pray, sous la présidence de Keraudren, fut adopté par le gouvernement, publié au *Bulletin officiel de la Marine* du 2 mai 1844, rendu obligatoire et vendu aux intéressés au prix de 0 fr. 30. Cette instruction est restée réglementaire jusqu'à ces dernières années. Elle a été très appréciée par nos marins, à cause de son langage clair et des détails précis qu'elle contient sur les symptômes des maladies. » Si bien que, même après le changement du coffre de 1844, ils aimèrent encore mieux s'en servir que des renseignements adaptés au nouveau coffre. Malheureusement, écrite sous l'inspiration des idées de Broussais, elle prescrit pour tout la saignée et les émollients. C'est ce qui explique le nombre des lancettes que l'on trouve mentionné comme nécessaire pour chaque coffre.

« L'ordonnance royale du 4 août 1819 s'appliquait à tous
les navires ; mais les médecins des stations locales, étudiant les conditions spéciales des bâtiments avec lesquels
ils étaient en rapport, formulèrent successivement des
propositions pour leurs stations, sans idée d'ensemble.
Le ministère de la marine fut ainsi amené à prendre
une foule d'arrêtés locaux, applicables à telle ou telle
station, à telle ou telle catégorie de pêcheurs, laissant
de côté telle autre catégorie de bâtiments dont la
situation est cependant analogue à la situation visée.
Enfin, les gouverneurs des colonies prirent eux-mêmes
des arrêtés locaux en ce qui concerne les bâtiments
armés dans leur colonie (1). »

Etudier cette multitude de règlements spéciaux, ne
serait d'aucun intérêt, et surtout d'aucune utilité. Nous
ferons une exception pour Terre-Neuve et l'Islande,
dont la seconde partie de cette thèse devra s'occuper
particulièrement.

A Terre-Neuve. — La première modification apportée
à l'ordonnance de 1819, date du 2 mars 1852. On varie
la composition du coffre d'après le nombre des marins
formant l'équipage.

Mais c'est le décret du 6 février 1889 qui apporta le
plus de changements. Ce décret supprima entièrement
les chirurgiens embarqués et conservés jusqu'à ce
moment. Il les remplace par le médecin du stationnaire.
La circulaire ministérielle s'exprime ainsi : « Le but

---

(1) Nous extrayons tous ces intéressants renseignements du travail
si documenté de M. le Dr Dubois Saint-Sevrin, travail intitulé « *La
grande pêche et les secours médicaux aux pêcheurs.* »

qu'on s'est proposé est le suivant : mettre entre les mains
des médecins de la marine militaire appelés à donner
leurs soins aux pêcheurs, soit dans les chauffauds (1),
soit à bord des navires, des moyens de traitement
sérieux, sans avoir besoin de recourir à la pharmacie
des navires de l'Etat... Toutefois, beaucoup de pansements pourront être faits par les capitaines en l'absence
du médecin. » Ce coffre avait un inconvénient, il était
composé pour être le plus souvent mis dans les mains
d'un médecin. C'était, et les termes du rapport le
disent assez clairement, par exception que devait s'en
servir le patron d'un équipage. Malheureusement
dans les chauffauds et sur les bancs, le médecin du
stationnaire peut venir bien rarement au secours des
malades et des blessés. Aussi il arrivait que les capitaines, quel qu'ait été le nombre des malades qu'ils
aient eus à bord et quelle que fût la nature des maladies relatées, rapportaient leurs coffres presque intacts.
La plupart d'entre eux redoutaient même d'en faire
usage et l'ouvraient avec autant d'appréhension qu'ils
en auraient mis à manier une arme chargée, dont le
mécanisme leur eût été inconnu. L'instruction qui
accompagnait le nouveau coffre ne pouvait pas les
satisfaire davantage, et en 1897, le Ministre en publia
une autre qui a le tort de négliger le diagnostic, et, en
dehors du premier pansement, n'indique pas les soins
consécutifs à donner aux malades, ni les diverses
méthodes modernes employées dans le but de rappeler
les hommes à la vie.

---

(1) Etablissements à terre où l'on prépare la morue.

Le coffre à médicaments des bâtiments armés à
Saint-Pierre a été composé en vue de n'être utilisé que
par les patrons (décret de janvier 1890.) On s'est
attaché à réduire autant que possible le nombre et la
quantité des médicaments, et à n'y garder que l'indispensable. « Suffisant à la rigueur pour une petite goëlette,
dont l'absence de Saint-Pierre n'est que de quelques
jours ; mais simplifié jusqu'à la dernière limite,
il est absolument insuffisant dans les établissements que les Saint-Pierrais possèdent à la Grande-
Terre et à l'île Rouge. Les armateurs munissent ordinairement ces postes d'un coffre plus complet; mais qui
composé selon le caprice du pharmacien qui le fournit,
contient des médicaments d'une utilité très contes-
table, tandis que d'autres, très utiles, font défaut. On
peut lui reprocher aussi de n'avoir pas d'instruction
médicale adaptée. »

En Islande. — L'ordonnance du 4 août 1819 s'ap-
pliqua aux navires d'Islande jusqu'au 11 février 1869.
Ce jour-là parut le décret qui devait règlementer les
secours médicaux à toute cette flotille jusqu'en 1897.
Voici l'appréciation du docteur Sisco sur le coffre
imposé par cette instruction : « Tous les rossignols d'une
pharmacopée fossile semblent s'être donnés rendez-
vous dans cette relique antédiluvienne. Ignorance
absolue de l'antisepsie, imperfection des moyens destinés à parer aux plus vulgaires accidents, absence, ou
presque, des médicaments les plus actifs dans les
affections graves qui nécessitent un traitement d'urgence, avant l'arrivée d'un médecin, tels sont les

défauts de cette pseudo-pharmacie de voyage, qu'une instruction incomplète, obscure et retardataire accompagne, sans être comprise des capitaines, quand ils la lisent ou même soupçonnent son existence. »

Dans la Mer du Nord. — Une seule fois, en 1866 et en 1867, à l'occasion d'une épidémie de choléra, les pêcheurs ont obtenu des armateurs la présence à bord, de quelques médicaments. Et pourtant ces bâtiments s'éloignent jusqu'à 600 milles des côtes et restent absents de longues périodes. Aussi prescrit-on sur les côtres de l'État, chargés de protéger nos pêcheurs de cette région, l'embarquement de quelques médicaments, destinés à donner aux lieutenants de vaisseau et aux maîtres qui les commandent, les moyens de secourir leur propre équipage et les pêcheurs qu'ils rencontrent.

ÉTAT ACTUEL

Long cours. — Après une tentative d'unification en 1889, le coffre à médicaments pour les navires de commerce armés au long-cours, fut définitivement fixé par le décret du 3 juillet 1896, signé de M. l'amiral Besnard. Ce décret prévoit deux sortes de coffres : l'un pour les navires pourvus d'un médecin, l'autre, pour ceux qui n'en possèdent pas à bord. Nous ne nous occuperons que de celui-ci. Le premier ne rentrant pas dans notre sujet, car il est surtout composé en vue des émigrants et des passagers de nos grands paquebots. Les marins du bord profitent et du médecin et de la pharmacie de cette ville flottante.

Nomenclature des médicaments, ustensiles et objets de pansement dont doivent être munis les navires de commerce armés au long cours et à bord desquels il n'est pas embarqué de médecin.

(Les quantités ont été prévues pour un équipage de 30 à 60 hommes et une campagne de six mois à un an.)

NOMENCLATURE	Quantités	OBSERVATIONS
MÉDICAMENTS POUR L'USAGE INTERNE		
Alcoolat de cochléaria	500 gr.	
Alcoolé de quinquina.......	1 litre	
Antipyrine	50 gr.	En paquets de 50 cent.
Chlorate de potasse........	200 »	» de 4 gr.
Chlorhydrate de quinine...	200 »	» de 50 cent.
Ether sulfurique...........	100 »	
Extrait de réglisse........	1.000 »	
Huile de ricin.............	500 »	
Ipéca en poudre	100 »	En paquets de 50 cent.
Laudanum de Sydenham ..	100 »	Mettre sur le flacon une étiquette rouge portant le mot poison.
Opiat (copahu et cubèbe) ..	500 »	
Salicylate de soude	100 »	En paquets de 2 gr.
Sous-nitrate de bismuth...	300 »	» de 4 gr.
Sulfate de soude...........	1.000 »	» de 40 gr.
MÉDICAMENTS POUR L'USAGE EXTERNE		
Acide borique	300 »	En paquets de 30 gr.

NOMENCLATURE	Quantités	OBSERVATIONS
Coton absorbant en paq. de 500 gr.	3	
dit hydrophile » 50 gr.	10	
phéniqué » 25 gr.	20	
Etoupe purifiée, phéniquée, en paquets de 25 gr......	8	
Gaze purifiée (en paq. de 1 m	5 mètr^{es}	
phéniquée (» 5 m	15 »	
Linge à pansement (grand linge)	20.000 gr.	
Toile caoutchoutée mince..	10 mètr^{es}	

APPAREILS, INSTRUMENTS & USTENSILES

NOMENCLATURE	Quantités	OBSERVATIONS
Attelles avec (pour la cuisse	1 appareil	
drap-fanon)pour la jambe	1 »	
formant)pour le bras..	1 »	
appareil (p^r l'avant-bras	1 »	
Bandages herniaires (droit..	2	
avec sous-cuisse (gauche.	2	
Capsule à fond plat en tôle émaillée de 1 litre.......	1	
Ciseaux forts de lingerie ..	1	
Compte-gouttes	1	
Cour tines (fioles à potions de 125 gr.)	5	
Epingles anglaises de sûreté	2 boîtes	
Eprouvette graduée de 30 gr.	1	
Irrigateur garni (syst. Eguisier).	1	
Pince à dissection	1	
Plateau réniforme en tôle émaillée moyen	1	
Seringues à injection en verre	4	
Sondes en caoutchouc vulcanisé (dites de Nélaton n° 13)	2	
Spatule en buis...........	1	
Urinal en verre fort	1	

NOMENCLATURE	Quantités	OBSERVATIONS
Acide phénique en solution dans glycérine (à poids égaux).	1.000 »	(500 gr. d'acide phénique font 89 centilitres). 500 gr. glycérine. Sert à préparer la solution suivante. Mettre s^r la bouteille une étiquette rouge portant le mot poison.
Acide phénique en solution à 50/0	2 litres	Pour s'en servir directement.
Alcool camphré..........	1 litre	
Chrorure de chaux sec.....	10.000 gr.	Désinfectant.
Diachylon................	2 rouleaux	
Farine de graine de lin déshuilée	2.000 gr.	
Iodoforme................	100 »	
Onguent mercuriel simple .	200 »	
Pommade d'Helmerich.....	500 »	
Sinapismes (moutarde en feuilles)..	2 boîtes	
Sparadrap vésicant........	1 rouleau	
Teinture d'iode	200 gr.	
Vaseline boriquée au 10e...	500 »	

OBJETS DE PANSEMENT

NOMENCLATURE	Quantités	OBSERVATIONS
Bandages de corps........	4	
Doigtiers en peau de mouton	5	
Suspensoirs..............	3	
Triangles variés (écharpes et bandages dont deux écharpes de Nayou)	10	
Bandes de gaze purifiée phéniquée de 5 mètres sur (0^{m}05..	10 bandes	
0^{m}07..	20 »	
0^{m}15..	20 »	
Bandes roulées en toile, assorties de 6 à 10 mètres..	5.000 gr.	
Bandes caoutchouc de 6 m.	1 bande	
Compresses gaze purifiée phéniquée en paquets de 10 (grandes	10 paq^{ts}	
moyennes	10 »	
petites	10 »	

Ce coffre est accompagné d'une instruction médicale divisée en quatre parties.

La première est une énumération des médicaments et objets de pansement mis à la disposition des capitaines, avec les indications nécessaires sur leur mode d'emploi. On y trouve des gravures explicatives pour montrer comment appliquer les divers bandages.

La deuxième partie énumère les maladies les plus fréquentes à bord, donne les moyens de les reconnaître et indique les soins à donner aux malades. Elle divise les affections en deux variétés, celles qui se voient et celles qui ne se voient pas. Dans la première, elle étudie rapidement : I, les abcès et phlegmons, les furoncles, les panaris ; II, l'ulcère ; III, les congélations, engelures et crevasses ; IV, la gale ; V, les conjonctivites et les maux d'yeux ; VI, les maux d'oreilles ; VII, la blennorrhagie ; VIII, les chancres mous et les bubons ; IX, la syphilis ; X, la hernie. Dans la seconde, elle traite : I, les rhumes, bronchite, fluxion de poitrine, pleurésie ; II, angine, diphtérie ; III, indigestion, empoisonnement ; IV, embarras gastrique ; V, fièvre typhoïde ; VI, coliques simples, coliques de plomb ; VII, diarrhée ; VIII, dysenterie ; IX, rhumatisme et douleurs rhumatismales ; X, scorbut ; XI, fièvres intermittentes. L'instruction s'étend particulièrement sur les formes pernicieuses des fièvres intermittentes, le choléra, la fièvre jaune et la dysenterie, toutes maladies spéciales aux pays chauds.

La troisième partie contient les soins à donner aux blessés et aux victimes d'accidents. Elle y indique la conduite à tenir dans le cas d'hémorrhagie, de fracture, de luxation, de brûlure, de coup de chaleur, comment on doit ramener les noyés à la vie. Quelques lignes sont consacrées au traitement de la rétention d'urine. Des gravures montrent la manière d'appliquer la bande de toile ou de caoutchouc pour arrêter une hémorrhagie, celle de placer une écharpe et des attelles pour maintenir réduite une fracture. Trois planches sont consacrées à la démonstration des méthodes de respiration artificielle de Silvester et de Laborde.

Enfin, un quatrième chapitre comprend des conseils hygiéniques sur la désinfection, la qualité des vivres et des boissons.

Voilà le contenu du coffre à médicaments et un résumé succinct de l'Instruction médicale, tels que nos navires au long cours doivent en être munis depuis juillet 1896.

En réalité, en est-il toujours ainsi ? Nous craignons fort qu'il n'en soit rien. Le décret du 3 juillet 1896, tout en imposant ce coffre et cette instruction, a laissé une assez grande latitude pour modifier le premier. Nous y lisons, en effet : « Vous remarquerez que, conformément à l'indication portée en tête de la première colonne, les quantités de médicaments prévues ne sont que l'indication d'une moyenne pour un équipage de 30 à 60 hommes et pour une campagne de six mois à un an ; ainsi que vous l'a fait connaître la circulaire du 7 juin 1892, les commissions de visite conservent, en effet, la faculté qu'elles tiennent de l'ordonnance du 4 août 1819, d'apporter à ces quantités, dans chaque cas particulier, les modifications que la force de l'équipage et la nature du voyage entrepris pourraient comporter. » Souhaitons que la quantité de tel ou tel médicament ne soit jamais réduite à zéro.

Goëlettes de pêche armées dans notre colonie de Saint-Pierre. — Voici la composition du coffre à médicaments rendu réglementaire pour les goëlettes de Saint-Pierre et Miquelon, par les prescriptions ministérielles du 15 et du 27 janvier 1890 :

Eau phéniquée........	2 litres à 10 pour 1.000.
Vaseline boriquée......	50 grammes.
Coton hydrophile.......	50 grammes.
Linge à pansement.....	1 kilogramme.
Sinapismes	1 boîte.
Diachylon.............	1 rouleau.
Sulfate de soude.......	5 doses de 40 grammes.
Ipéca.................	5 doses de 1 gr. 50.

Comme on vient de le voir, la boîte de secours est ici réduite au minimum. Outre qu'il est prudent de ne pas charger ces goëlettes de médicaments, étant donnée l'instruction du personnel, elles ont souvent l'occasion de venir se ravitailler à Saint-Pierre pendant la durée de la pêche. Encore faudrait-il qu'elles possédassent ce minimum. Trop souvent les armateurs s'en dispensent et envoient leurs marins en campagne sans aucun médicament. Écoutons le docteur Gazeau : « La boîte doit être visitée au bureau de la marine au moment de l'armement. Mais à Saint-Pierre il arme, en même temps, plus de 200 goëlettes, ce qui rend bien difficile une surveillance efficace. Chaque patron arrive avec sa boîte à médicaments, mais il néglige de dire qu'il vient de l'emprunter à un collègue et que, dans quelques instants, il la passera à un troisième et ainsi de suite. Le fonctionnaire, qui est préposé à cette visite, voit passer sous ses yeux, un nombre incalculable de fois, la même boîte, car, sortant de chez le même pharmacien, elles ont toutes le même aspect extérieur et intérieur. Dans les visites que nous avons faites, on nous a le plus souvent présenté une boîte incomplète et servant ainsi depuis plusieurs campagnes ; ce qui manquait était déclaré comme ayant été consommé. On pourrait exiger que le nom de la goëlette soit porté sur la boîte, mais il faudrait qu'il fût gravé dans le bois, ce qui occasionnerait peut-être une dépense peu en rapport avec la valeur du contenu et de la boîte elle-même. »

Établissements du French-shore. — Depuis 1897, ils ont des coffres à médicaments entièrement semblables à ceux des bâtiments métropolitains (nous allons les étudier dans le prochain paragraphe). Les petits pêcheurs eux-mêmes qui travaillent pour leur compte, mais qui sont réunis en assez grand nombre sur divers points, se sont conformés aux mêmes prescriptions, avec l'aide du conseil général de la colonie.

Coffre pour Terre-Neuve et l'Islande

Le décret du 1er décembre 1893 reconnaît que le coffre de 1889 ne répondait pas aux besoins réels des pêcheurs. « En effet, rappelle le ministre, créé pour mettre entre les mains des médecins de la marine militaire, appelés à donnner leurs soins aux pêcheurs, des moyens de traitement sérieux sans avoir besoin de recourir à la pharmacie des bâtiments de l'Etat. Les capitaines ne devaient en principe employer que très rarement et pour appliquer des pansements urgents, les substances médicales contenues dans les coffres.

» Depuis cette époque, les rapports qui m'ont été transmis par les commandants des bâtiments, chargés de la surveillance de la pêche de la morue, ont démontré que les équipages des navires de pêche à Terre-Neuve n'ont le plus souvent de secours à attendre que de leurs capitaines. Ces navires ne peuvent guère, en effet, être visités par les bâtiments de l'État qu'au mouillage de Saint-Pierre et, la plupart du temps, les marins qui les commandent se trouvent livrés à eux-mêmes et obligés d'user personnellement des ressources de leurs coffres.

» Il devenait indispensable, dans ces conditions, de donner à ces navigateurs des instructions plus précises que celles de la notice annexée à la circulaire du 6 février 1889, sur l'emploi des substances contenues dans les coffres et sur les soins à donner aux malades. Il importait également de modifier les quantités et la forme de certains médicaments ou objets de pansement, afin d'en rendre le mode d'emploi plus facile à des personnes étrangères aux manipulations pharmaceutiques.

» J'ai décidé, en conséquence, de rendre réglementaires, à compter de la campagne qui va s'ouvrir, la nomenclature et l'instruction médicale formant les annexes I et II de la présente circulaire. Ces nouvelles dispositions ont été arrêtées par le Conseil supérieur de santé de la Marine, d'après les propositions présentées par le médecin de la station navale de Terre-Neuve.

» La nomenclature comprend trois colonnes correspondant à la composition de trois coffres différents (N°s 1, 2, 3) qui devront être embarqués sur les bâtiments terre-neuviens, en raison de la force numérique de leur équipage. Ces bâtiments devront être munis du coffre n° 1 s'ils ont 20 hommes au plus à bord ; du coffre n° 2, de 21 à 35 hommes ; du coffre n° 3, s'ils ont 36 hommes ou plus. Conformément aux dispositions de la circulaire du 6 février 1889, les navires qui défilent le golfe, après avoir mis à terre une partie de leur personnel, devront avoir deux coffres : l'un correspondant au nombre d'hommes de leur équipage, l'autre spécialement affecté au traitement des marins débarqués, du type prévu pour un effectif égal embarqué.

. . . .

» La vérification des coffres doit être effectuée par les Commissions de visite, aux termes de l'article 10 de l'ordonnance du 1 août 1819, en présence du capitaine du navire...

» Signé : RIEUNIER. »

La circulaire ministérielle du 30 avril 1891 rendit obligatoire en Islande ce coffre à médicaments. La pathologie de ces mers arctiques est, en effet, identique, les besoins semblables ; il était juste d'apporter les mêmes moyens pour y remédier.

Nous donnons ci-dessous le tableau complet de cette pharmacie.

Nomenclature des médicaments et objets de pansement dont doivent être munis les navires pratiquant la pêche à Terre-Neuve et en Islande.

NOMS DES MÉDICAMENTS	COFFRE N° 1 — 20 hommes et au-dessous	COFFRE N° 2 — 21 à 35 hommes	COFFRE N° 3 — 36 hommes et au-dessus	OBSERVATIONS
MÉDICAMENTS POUR L'USAGE INTERNE				
Huile de ricin...............	120 gr.	300 gr.	500 gr.	
Sulfate de soude...........	400 »	600 »	1.200 »	En paq. de 40 gr. chaque
Ipéca en poudre	10 »	15 »	30 »	» 50 cent. »
Chlorate de potasse........	80 »	120 »	160 »	» 4 gr. »
Ether sulfurique...........	40 »	60 »	100 »	
Laudanum de Sydenham ..	40 »	80 »	100 »	
Sous-nitrate de bismuth...	120 »	200 »	240 »	En paq. de 4 gr. chaque
Sulfate de quinine........	10 »	15 »	30 »	» 50 cent. »
Salicylate de soude........		40 »	60 »	» 2 gr. »
Opiat (cubèbe et copahu)..		150 »	200 »	
Alcoolé de quinquina......		100 »	150 »	
Alcoolat de cochléaria		150 »	200 »	
Extrait de réglisse.........	300 »	400 »	400 »	
Compte-gouttes	1	1	1	
MÉDICAMENTS POUR L'USAGE EXTERNE				
Iodoforme.................	100 gr.	100 gr.	100 gr.	
Solution phéniquée à 5 p. 100	4 litres	6 litres	6 litres	
Acide borique pr faire des solutions	80 gr.	160 gr.	240 gr.	En paq. de 40 gr. chaque
Vaseline boriquée au dixième..	100 »	150 »	200 »	
Pommade d'Helmerich.....	100 »	400 »	500 »	
Onguent mercuriel	100 »	150 »	200 »	
Teinture d'iode...........	50 »	150 »	200 »	
Sinapismes (moutarde en feuilles)..		20 feuilles	30 feuilles	
Diachylum................	1 rouleau	2 rouleaux	2 rouleaux	
Sparadrap vésicant (vésicatoire)		0m50	0m50	

NOMS DES MÉDICAMENTS	COFFRE N° 1 20 hommes et au-dessous	COFFRE N° 2 21 à 35 hommes	COFFRE N° 3 36 hommes et au-dessus	OBSERVATIONS
Farine de graine de lin déshuilée..............	1.000 gr.	1.000 gr.	2.000 gr.	
Alcool camphré..........	1 litre	2 litres	2 litres	
OBJETS de PANSEMENT				
Compresses de gaze (petites..	6 paquets	10 paqu^ets	12 paqu^ets	
bichlorurées (moyennes	2 »	5 »	6 »	
Etoupe purifiée en nappe...	1 »	2 »	3 »	Paquets de 500 gr.
Toile caoutchoutée mince..	1 mètre	1 mètre	1^m50	
Bandes de gaze apprêtée, variées.................	20 band^es	40 band^es	50 band^es	En paquets.
Bandages de corps.........	2 »	3 »	4 »	
Triangles variés (écharpes (et bandages)............	10 »	12 »	15 »	
Bandes en toile 10^m chaque	3 »	8 ».	10 »	
Bande de caoutchouc de 6^m	1 bande	1 bande	1 bande	
Gaze dégraissée ordinaire..	1 paquet	2 paquets	2 paquet^s	Paquets de 5 mètres.
Coton hydrophile..........	500 gr.	1.000 gr.	1.000 gr.	
Grand linge	1000 gr.	2.000 gr.	2.000 »	
Doigtiers en peau de mouton	10 doigtiers	10 doigtiers	15 doigtiers	
SUBSTANCES NE DEVANT ÊTRE UTILISÉES QUE PAR LE MÉDECIN				
Acide phénique en solution alcoolique :				
$\dfrac{2\ \text{acide phénique}}{1\ \text{alcool}}$			200 gr.	
Bichlorure de mercure en solution :				
$\dfrac{1\ \text{bichlorure}}{15\ \text{alcool}}$			150 gr.	

NOMS DES MÉDICAMENTS	COFFRE N° 1 20 hommes et au-dessous	COFFRE N° 2 21 à 35 hommes	COFFRE N° 3 36 hommes et au-dessus	OBSERVATIONS
Iodure de potassium.......		50 gr.	100 gr.	
Drains chirurgicaux		1 mètre	1 mètre	
Fils de catgut variés.......		1 mètre	1^{m}50	
Eprouvette graduée de 15 g^r			1	
APPAREILS				
Attelles modelées avec le drap-fanon et les lacs formant un appareil { pour la cuisse..		1	1	
pour la jambe..	1	1	1	
pour le bras...	1	1	1	
pour l'avant-bras	1	1	1	
Bandage herniaire { droit..........	1	2	2	
gauche........	1	2	2	
Irrigateur Eguisier garni...		1	1	
Sondes molles caoutchouc rouge		2	2	
Bougies { N° 6............		1	1	
N° 10..........		1	1	
Urinal en verre fort.......		1	1	
Ciseaux forts de lingerie...	1	1	1	
Seringues à injection en verre à bout renflé.......		3	4	
Bistouri..................	1	1	1	
Pince à dissection	1	1	1	
Courtines en verre de 150 g^r	2	3	4	
Plateau à pansement en tôle émaillée................	1	1	1	
Poëlette à pansement en tôle émaillée................	1	1	1	
Baignoire pour la main en tôle émaillée	1	1	1	
Epingles anglaises de sûreté	1 boîte	1 boîte	2 boîtes	

Une instruction médicale, la même que celle que nous avons rapidement analysée à propos des longs courriers, accompagne cette pharmacie et est remise avec elle à chaque capitaine. L'une et l'autre ont été composées sous les inspirations de M. le docteur Dubois Saint-Sevrin, médecin de la station navale de Terre-Neuve. « Il était impossible, dit le docteur Chastang qui a longtemps vécu au milieu des pêcheurs d'Islande, de mettre entre les mains de personnes ignorantes des choses de la médecine et étrangères aux manipulations pharmaceutiques, un matériel plus complet et mieux approprié aux besoins du milieu. » Le docteur Gazeau qui, lui aussi, fut pendant plusieurs années médecin de la station navale de Terre-Neuve, apprécie fort le nouveau coffre et surtout l'instruction médicale qui l'accompagne. C'est pour lui, un modèle de clarté et de concision. A l'Étranger même, les dispositions, arrêtées par le décret du 1er décembre 1893, ont été fort remarquées. Dans une revue allemande, *Communications de l'Union des pêcheurs allemands* (*Mittheilungen des deutchen seefischereivereins*,) le Dr Heuking, en avril 1895, traduisait la composition du coffre, l'instruction médicale et les appréciait ainsi : « Il serait désirable qu'une commission, composée de pêcheurs expérimentés, de capitaines et de médecins, réglât cette question des secours médicaux à bord des bateaux allemands; les instructions françaises pourraient servir de modèle. »

Le docteur Sisco, auteur d'une très intéressante étude sur les pêcheurs d'Islande, trouve lui aussi que le nouveau coffre répond à tous les *desiderata* et est tout-à-fait au courant des progrès récents de la thérapeutique, tant chirurgicale que médicale. En outre l'instruction qui lui est annexée, est parfaitement apte au service pratique qu'on lui demande. De bonnes classifications, des descriptions simples et claires, de nombreuses figures en font un guide excellent.

« Un seul dessin, ajoute-il, nous semble manquer à ce petit memento ; ce serait une image très simple représentant, sur une silhouette du corps humain, le trajet en rouge des gros troncs artériels, avec la marque des points où doit-être exercée la compression, dans le cas d'hémorrhagie grave et artérielle, en attendant le secours d'un médecin. Joints à ces indications, un appareil de compression très simple, un lac et un morceau de bois compléteraient l'arsenal des moyens thérapeutiques mis à la disposition des capitaines. »

Le bulletin du 1er décembre 1895, ne dit pas un mot de la manière dont le coffre lui-même doit-être construit. Les arrêtés précédents énoncent seulement qu'il doit être solide et recouvert d'une enveloppe en zinc.

C'est une lacune. Car il est nécessaire que la boîte soit distribuée de telle sorte qu'il soit possible de trouver rapidement ce dont on a besoin, sans déranger les autres médicaments. Qu'arrive-t-il, en effet, si les flacons, les bandes sont entassés sans ordre les uns sur les autres. Un blessé, un malade a besoin d'un médicament. Le capitaine ouvre son coffre... et ne met pas la main sur le remède, l'appareil indiqués par l'instruction médicale, il s'impatiente, bouleverse tout, quand il ne renverse pas sens dessus-dessous le coffre lui-même, d'où bris des flacons et désordre plus grand encore. Et même, ne trouvant pas l'objet indiqué, il se contentera de la première chose venue et qui lui paraîtra suffire à tort ou à raison, plus souvent à tort. Une autre fois, il ne se donnera même pas la peine d'ouvrir le coffre, qui sera devenu complètement inutile.

Un autre point auquel les pharmaciens, fournissant les coffres aux armateurs, doivent songer, c'est aux secousses que ces coffres doivent supporter dans les mauvais temps. Un mauvais arrimage occasionne la casse des flacons et la perte des médicaments dont le nombre et la quantité ont été fixés au strict nécessaire. Le docteur Dubois-Saint-Sevrin cite comme modèle du coffre bien arrimé, bien en ordre, où l'on peut trouver vite et sans rien déranger, le remède cherché, le coffre d'un pharmacien de Saint-Valéry. Divisé en étagères, non seulement son couvercle peut se soulever, mais sa paroi antérieure s'abaisse et donne toute commodité pour trouver un objet quelconque.

Voilà, dirai-je, la théorie, ce qui devrait être fait. En est-il toujours ainsi en pratique? Il est intéressant de le chercher, car il ne faut pas se payer de mots. Le bien-être de nos marins vaut bien la peine que, une fois l'entreprise commencée, nous la menions à bonne fin et nous n'y arriverons pas du premier coup. L'égoïsme, la routine, viendront barrer la route aux meilleures intentions et rendre inutiles les plus grands efforts, si un travail continu, une attention soutenue, ne sont pas toujours là pour veiller au grain, comme disent nos matelots.

Il est donc utile de s'assurer comment sont observées toutes ces mesures si sagement prises, et que les nations voisines sont en train d'imiter. Pour cela, nous consulterons les rapports des médecins de nos stations navales de Terre-Neuve et d'Islande. Ils ont été à même, soit par la visite réglementaire des coffres, soit par les occasions de s'en servir pour un malade ou un blessé, de juger de l'efficacité des décrets du 1er décembre 1893 et du 30 avril 1894.

A Terre-Neuve. — Le docteur Gazeau nous a déjà expliqué comment, sur les goëlettes Saint-Pierraises, on arrivait à se passer du coffre, pourtant si réduit, édicté par les prescriptions ministérielles du 15 et du 27 janvier 1890. Voici ce qu'il dit sur les coffres à médicaments des bâtiments métropolitains :

« Préparés par les pharmaciens civils, aux frais des armateurs, il est recommandé aux capitaines de les visiter au départ, afin de juger, par eux-mêmes, qu'ils sont complets, que le matériel a été renouvelé suivant les besoins, que l'instruction ministérielle, qui est pour eux un guide indispensable, y a été jointe, de s'assurer enfin que le coffre qui leur a été délivré appartient bien à la série prescrite. Nous constatons, avec regret, que c'est la moindre de leurs préoccupations ; aussi avons-nous de nombreuses critiques à formuler.

» Les coffres sont parfois mal conditionnés ; il semble qu'on n'ait pas prévu qu'ils pourraient être soumis aux mouvements de la mer, d'où bris des flacons et perte du contenu.

» D'autres fois, soit par négligence, soit par une économie mal entendue, un bâtiment prend la mer avec un coffre d'une série inférieure à celle qui lui revient, ce qui l'expose à manquer rapidement de certains médicaments et objets de pansement. Il est à remarquer que l'erreur contraire n'a jamais été signalée.

» Plus souvent, ces coffres sont incomplets ou en mauvais état : les instruments (bistouris et lancettes), rongés par la rouille, sont absolument hors d'usage ou de qualité tout à fait inférieure (ciseaux); des produits vieux de plusieurs années sont devenus inutilisables ; enfin, des articles s'y trouvent en quantité insuffisante ou manquent totalement, parce que la consommation de la campagne précédente n'a pas été remplacée. Beaucoup sont mal tenus, et dénotent une insouciance regrettable...

» Quelques-uns nous ont paru trop intacts ; mis en éveil par ce contraste, nous avons pu nous convaincre que certains capitaines n'ouvraient jamais leur coffre que pour le montrer au médecin visiteur. C'est là une tendance contre laquelle il est indispensable de réagir. Crainte ou dédain, on ne peut admettre une pareille façon de faire de la part des capitaines qui ont des devoirs à remplir. »

Voilà les critiques, elles sont nombreuses et justifiées ; elles ne doivent pas empêcher de reconnaître le bien, là où il se trouve, et on le rencontre encore assez souvent. Le docteur Gazeau finit en disant qu'il est juste de reconnaître qu'à côté de ces coffres, si insuffisants ou bien par trop intacts, il en est d'autres qui ne méritent que des éloges et qui ont rendu de réels services.

Passons maintenant en *Islande*. Après avoir jeté un regard sur les ressources pharmaceutiques de nos Islandais avant l'apparition du dernier coffre, après avoir vu à cette « relique antédiluvienne » succéder, en 1894, une pharmacie complète, bien appropriée aux besoins du milieu, imitée par tous les autres pays, nous avons soupiré d'aise. Nous nous sommes dit que les armateurs, en voyant partir, munis de ce précieux coffre, leurs marins et leurs capitaines pour leurs dangereuses croisières, seraient rassurés en pensant qu'ils emportaient avec eux de quoi lutter contre la maladie et remédier aux terribles accidents. Et pourtant nous nous sommes trompé, paraît-il. Nous ne devions pas voir de sitôt cette mesure salutaire venir apporter un soulagement, si longtemps attendu, à nos pêcheurs qui peinaient là-bas, pour le bien de la famille. « Les armateurs, dit le docteur Sisco, réussirent à faire ajourner l'emploi de ces coffres et de ces instructions. La circulaire du 5 janvier les avait autorisés à se servir, encore pendant l'année 1895, des anciens coffres ; celle du 14 décembre de cette même année a renvoyé à 1897 l'application du règlement institué depuis 1894. »

Quels étaient donc les prétextes que l'on pouvait lui opposer ? « On trouvait, dit le docteur Chastang, le nouveau coffre trop complet et trop encombrant, les capitaines ne sauraient et n'oseraient jamais s'en servir ; il entraînait une grosse dépense (150 francs environ). »

Enfin, en 1897, le coffre, prescrit par la circulaire du 30 avril 1894, devait être embarqué. Et même alors, on eut le tort de concéder aux commissions locales chargées de s'assurer que ces coffres sont complets et en bon état, l'autorisation de modifier les quantités qui leur sembleraient trop fortes.

Le docteur Chastang, pendant ses deux années de campagne en Islande sur le *Saint-Paul*, a pu s'apercevoir combien cette faculté e t regrettable et combien d'abus elle a entraînés. « Dans certains ports, dit-il, on ne s'est pas contenté de diminuer les quantités de certains médicaments, on les a supprimés complètement ; on a, en outre, substitué à quelques médicaments, d'autres dont le mode d'emploi n'est pas indiqué dans l'instruction. On va ainsi à l'encontre du but qu'on s'est proposé.

» Les navires bretons ont des coffres à peu près conformes au modèle règlementaire, mais la fantaisie la plus grande préside à la constitution de ceux de Dunkerque. On dit même que, dans ce port, certains armateurs donneraient une prime à leur capitaine quand il revient en France sans avoir ouvert le sien ; c'est ce qui ressortirait de l'aveu qu'en fit au médecin d'un navire de guerre, qui avait à soigner un de ses hommes blessé, un capitaine dunkerquois, très ennuyé d'être mis en demeure de prendre dans son coffre ce qui était nécessaire pour le pansement.

» Beaucoup de capitaines ont pour leur coffre un

respect qui tient de la crainte ; ils se garderaient bien de toucher à autre chose qu'au linge, au réglisse et à l'eau-de-vie camphrée. Mais beaucoup aussi n'hésitent pas à y recourir dans les cas sérieux et même à appliquer des bandages ou des appareils conformes aux figures de leur instruction. Dans leurs pansements, ils ont bien une manière à eux de pratiquer l'antisepsie, peu conforme aux préceptes usuels, mais il ne faut pas se montrer trop exigeant. L'important c'est qu'en face d'un malade, ils ne restent pas désarmés et qu'ils agissent dans la mesure de leurs moyens. »

Coffre pour les bâtiments armés pour les grandes pêches dans la Mer du Nord

Nous avons vu plus haut que, très longtemps, les navires pêcheurs de la Mer du Nord n'avaient pas eu de petite pharmacie à leur disposition et que cependant le besoin s'en faisait vivement sentir. Un décret du 29 février 1896, du ministre de la marine, Édouard Lockroy, obligea les navires armés à la pêche de la morue, du hareng et du maquereau dans la Mer du Nord, avec procédés de conservation à bord du bâtiment, à embarquer un coffre à médicaments. En voici la composition avec les notes à l'usage des pêcheurs :

NOMS	QUANTITES	USAGE
Médicaments pour l'usage interne		
Chlorate de potasse..	12 gr. en 3 paq[ts]	Faire dissoudre un paquet dans un verre d'eau tiède. — Contre angine, maux de gorge.
Ipéca en poudre	5 gr. en 10 paqu[ts]	Pour faire vomir. Prendre 3 paquets à quelques minutes d'intervalle dans de l'eau. Boire ensuite quelques verres d'eau tiède pour faciliter les vomissements. — Contre indigestion, empoisonnement.
Laudanum de Sydenham	15 gr.	Vingt gouttes dans un verre d'eau sucrée. — Contre toux, diarrhée, choléra.
Compte-gouttes	1	Pour compter les gouttes de laudanum.
Sulfate de soude.....	120 gr. en 4 paq.	Pour purger. Faire dissoudre un paquet dans un verre d'eau tiède que l'on boit quand il est froid. — Contre embarras gastrique, constipation.
Médicaments pour l'usage externe		
Acide borique	60 gr. en 2 paq.	Faire dissoudre un paquet dans un litre d'eau. Cette eau boriquée sert à laver les plaies de la face, à laver les yeux en cas d'inflammation, à injecter dans l'oreille en cas de douleur. (Maux d'oreilles).
Alcool camphré......	250 gr.	En frictions sur la peau, au moyen d'un morceau de laine, en cas de douleurs et pour réchauffer dans le choléra.
Diachylum (sparadrap).............	1/2 roul.	Couper en petites bandelettes avec les ciseaux et chauffer légèreme t; sert à réunir les bords des plaies.
Sinapismes (moutarde en feuilles)	1 b[te] de 10 feuil[les]	Tremper la feuille dans l'eau froide ou tiède et l'appliquer directement sur la peau, la laisser 15 minutes.

NOMS	QUANTITÉS	USAGE
Solution glycérinée, phéniquée (parties égales)	150 gr. avec l'étiquette poison	C'est un poison et un caustique violent. Avoir soin de n'en pas laisser tomber sur les mains. Sert à préparer la solution phéniquée dont on doit se servir en versant trois cuillerées dans un litre d'eau. C'est avec cette dernière solution qu'on lave les plaies, qu'on fait les pansements. Elle sert aussi à faire les cataplasmes antiseptiques, en ajoutant du coton que l'on applique ensuite sur les parties malades, en recouvrant le tout de gutta-percha. On en verse un verre dans les bains pour pieds et mains en cas d'abcès.
Vaseline boriquée 10°/₀	120 gr.	Appliquée sur les engelures, les brûlures.
Objets de pansements		
Compresses de gaze phéniquée (petites . .	10	Pour faire les pansements des plaies.
(moyennes	10	» » »
Bandes de gaze souple de 7 cent. de large.	1	Pour maintenir les pansements.
Coton absorbant (dit hydrophile) phéniqué	750 gr. en 6 p.	Entre dans les pansements des plaies. En tampon sert à laver les plaies. On fait avec lui les cataplasmes antiseptiques.
Bandage de corps. . . .	1	
Triangles variés (1 grand . 2 moyens 3 petits . .	6 triangles	Pour fixer les pansements, surtout à la tête, maintenir les appareils à fractures ; enfin comme écharpe pour les bras blessés.
Bande de caoutchouc de 3 mètres.	1	Pour arrêter les hémorrhagies.
Gutta-percha laminée	1/2 mètre	Pour recouvrir le coton des pansements et les cataplasmes antiseptiques.
Ciseaux forts lingerie	1	
Cache-pot en treillis .	1	Peut être employé avec avantage dans les fractures du bras et de la jambe.
Epingles (droites	25	
(de sûreté . .	12	
Instruction médicale.	1	Avec gravures.
Coffre.	1	

CHAPITRE III

—

DE L'INSTRUCTION MÉDICALE DES MARINS

—

Avoir des armes n'est pas tout, il faut encore savoir s'en servir, et le capitaine, le patron de pêche auraient-ils à leur disposition la pharmacie la plus complète, l'arsenal d'appareils le mieux conditionné, ils ne pourraient être d'aucune utilité à leurs hommes, si personne ne venait leur dire comment utiliser toutes ces munitions. Mais, me dira-t-on, ils ont leur instruction médicale écrite, leur médecin de papier comme ils l'appellent, ils n'ont qu'à le consulter pour voir, *grosso modo*, ce à quoi ils ont affaire et comment ils peuvent y remédier. La même instruction leur dira la manière d'appliquer un bandage, d'employer et de doser une drogue.

La pratique a démontré que le plus souvent l'instruction médicale la mieux composée ne suffit pas et le nombre est grand des patrons de pêche, qui reviennent au port avec un coffre intact ou du moins sans avoir touché aux médicaments un peu actifs.

5

Ce n'est pas qu'ils n'aient pas eu l'occasion de les employer; mais la crainte de se tromper, d'empoisonner leurs malades avec des drogues inconnues, ou bien de ne pas donner le remède exigé par une affection qu'ils n'ont pas su reconnaître, les a empêchés de leur être vraiment utiles. Les exemples de cette ignorance des premiers soins médicaux sont trop fréquents. Nous en citerons quelques-uns. Le docteur Sisco relate le fait d'un pêcheur atteint d'une luxation de l'épaule, il resta 17 jours sans aucun soin et son capitaine ne songea nullement, durant tout ce temps, à mener le blessé à l'hôpital de Reykiawick. Heureusement que le croiseur danois *Heimdal* vint à passer. Le médecin fut assez heureux pour pouvoir réduire la luxation. Le capitaine ne se doutait nullement qu'une luxation non réduite pouvait occasionner une infirmité incurable.

Un des fléaux des grandes pêches, ce sont les abcès, les phlegmons et surtout les panaris, aboutissant le plus souvent à la nécrose, et pourtant il serait facile par un bon pansement antiseptique de les faire disparaître ou au moins d'en éviter les complications.

Au mois de mai 1897, M. le docteur Dubois Saint-Sevrin, médecin du *Saint-Pierre*, était appelé par la goëlette *La Vague* qui avait un homme couché. Cet homme, rentré récemment de Madagascar, souffrait de fièvres pernicieuses et le capitaine ne savait comment le soigner. Mais le docteur trouva, en outre, à bord de ce navire, un marin ayant un panaris du médius de la main droite, depuis plus d'un mois, et en voie de guérison. Il avait perdu toutefois à peu près l'usage de son doigt. Le médecin lui recommanda un pansement antiseptique convenable au lieu de la pâte de biscuit, avec laquelle il entretenait la suppuration.

Le docteur Chastang signale, pendant l'année 1898, un marin mort à bord de fièvre typhoïde, sans avoir reçu aucun soin. Un autre atteint de la même maladie était envoyé tous les jours en doris par son capitaine qui, voyant sa pâleur, voulait lui faire prendre l'air et agissait d'ailleurs avec la meilleure intention.

« D'autres cas, dit le docteur Chastang, évoluent sur les navires, ignorés complétement du capitaine. Les capitaines ne sont pas grands clercs en la matière et quand la maladie d'un de leurs hommes est une de celles « qui ne se voient pas, » ils se contentent de laisser celui-ci au repos, espérant toujours que « ça se passera tout seul ». Et c'est ainsi qu'on voit chaque année des pêcheurs mourir à leur bord, après 20 ou 25 jours de maladie, sans que le capitaine ait songé à se déplacer pour les conduire à l'hôpital, quelquefois aussi malheureusement, sans qu'il ait voulu le faire. Après avoir vu les choses de plus près cette année, nous pouvons affirmer la chose. » Et le docteur Chastang cite l'exemple de cinq goëlettes où tout l'équipage fut successivement atteint de la fièvre typhoïde. Sur *La Fleur-de-Genêt* de Paimpol on présente au docteur un homme malade depuis une semaine et en pleine évolution de fièvre typhoïde. Un autre homme avait eu, avant celui-là, la fièvre pendant un mois, sans qu'on ait cru devoir s'en inquiéter, et c'était justement le compagnon de couchette du premier.

Aussi, tous ceux qui se sont occupés de la santé de nos marins sont-ils unanimes à demander qu'on leur enseigne les quelques notions médicales, qui les aideront à se reconnaître dans les maladies venant les affliger eux ou leurs compagnons, et qui diront comment employer avec profit les remèdes que le coffre met à leur disposition. « Il faudrait, dit le docteur Sisco, arriver à exiger de nos pêcheurs, non seulement la connaissance de l'Instruction médicale, dans leur coffre à médicaments, mais encore, en sus, des notions d'hygiène dont nous avons déjà parlé, la preuve qu'ils ont compris le contenu de l'Instruction médicale et même la preuve pratique qu'ils savent faire un pansement au moins propre. »

Depuis longtemps, l'Étranger nous a indiqué quelle méthode nous devions suivre pour arriver au but.

Depuis de nombreuses années fonctionnent, en effet, en Angleterre et en Allemagne, deux sociétés qui, en donnant aux gens de mer des notions d'hygiène et la connaissance des premiers secours à porter en cas d'accident ou de maladie, ont pu ainsi résoudre en partie cette grande question de l'Assistance médicale maritime. C'est, en Angleterre, la Société de l'hôpital Saint-Jean (*Saint John hospital Association*), en Allemagne, la Société Samaritaine allemande (*Deutscher Samariter Verein*). Nous étudierons rapidement leur fonctionnement, et les résultats obtenus par elles. Nous trouverons la plupart de ces renseignements dans un travail du docteur Bonain, travail des plus intéressants et des plus instructifs.

Saint John hospital Association

Nous commencerons par la *Saint John hospital Association*.

C'est la première dans l'ordre chronologique et c'est aussi d'elle qu'ont pris naissance les diverses institutions de vulgarisation de l'enseignement médical dans le monde saxon.

Le docteur Martens, médecin militaire à Bergen, l'introduisit en Norwège ; le professeur Esmarch de Kiel, en modifia les statuts et la transforma en la *Deustcher Samariter Verein* pour l'Allemagne. Et en ces pays, la Société de Saint Jean complète sur terre l'œuvre accomplie sur mer par les bateaux et les hôpitaux flottants de la *Mission to the deep sea fishermen*.

On nous permettra de nous étendre un peu longuement sur l'origine et sur l'historique de la *Saint John hospital Association*. Peu d'œuvres peuvent revendiquer une aussi noble origine. C'est l'Ordre militaire de Saint-Jean de Jérusalem que l'on trouve au commencement de cette association. Avouons le, on ne nous eût pas pardonné de le passer sous silence, et on sera désireux de savoir comment elle en procède.

« Lorsque les chevaliers de Saint-Jean de Jérusalem (1) abandonnèrent Rhodes, ils se répandirent en France, en

(1) Nous retirons tous ces intéressants renseignements d'une monographie très intéressante du Docteur Bonain. (Archives de médecine navale.)

Espagne, en Angleterre. Dans ce dernier pays, au prieuré de Clerkenwell, fut ajouté par Henri VIII une subvention très forte. De cette époque date la prospérité de l'Ordre en Angleterre. Des hôpitaux et des couvents furent créés dans tous les comtés. Cette puissance croissante et surtout leur soumission au Pape attira aux frères de Saint-Jean des persécutions ; l'Ordre se rétablit sous la reine Marie, fut de nouveau spolié sous la reine Elisabeth, et les chevaliers se dispersèrent finalement jusqu'au XIX\ siècle.

» Du prieuré de Clerkenwell, détruit par un incendie, la porte reste encore intacte ainsi que la crypte, seuls vestiges du couvent qui fut le berceau de l'Ordre en Angleterre. De ces ruines, encore en possession de l'Ordre de Saint-Jean, est née la société actuelle *Saint John hospital Association* qui continue, après huit cents ans, le rôle bienfaisant et civilisateur de ses devanciers...

» La plus importante création de cet Ordre est la *Saint John hospital Association*, fondée en 1877, par le chapitre de l'Ordre en Angleterre, sur l'initiative du colonel Duncan.

» Cette association est placée sous le patronage de S. M. la Reine et encouragée par la famille royale. Cette société n'est donc qu'une branche très importante, née du chapitre de Saint-Jean, qui subsiste toujours en Angleterre. Cet ordre a conservé avec ses hauts dignitaires les traditions d'autrefois, accommodées aux mœurs contemporaines.

» Le grand Prieuré comprend comme jadis, le grand

Prieur, le sous-prieur, le pos-prieur et le bailli de l'Aigle. Ces dignités ont été conférées aux membres de la famille royale. Le Conseil est formé d'un président, un chancelier, un secrétaire général, un receveur général, un aumônier, un archiviste, un généalogiste, un directeur général de cérémonies et un bibliothécaire. On voit que rien ne manque dans cette énumération de titres et qu'à ce point de vue l'Ordre a bien conservé son cachet du Moyen-Age.

» L'Association de l'hôpital Saint-Jean est également composée comme jadis de grand Prieur de l'Ordre, président, puis d'un comité central comprenant des membres et des associés de l'Ordre, au nombre d'une quarantaine. Des comités locaux, dépendant du comité central, sont installés dans différentes villes, présidant à l'application du règlement, créant des centres, *organisant des cours* et recevant des adhérents.....

« *Saint-John hospital Association* a été fondée en 1877, et depuis cette époque de nombreux districts et presque toutes les villes du royaume ont été dotées de centres : l'Australie, la Nouvelle Zélande, les Indes, Formose ont également adopté les statuts de l'Association. »

Par elle, dans chaque centre industriel ou maritime, dans chaque agglomération urbaine, un docteur organise des conférences suivies, sur les soins à donner aux blessés ou aux malades en attendant le médecin. Des démonstrations pratiques suivent les cours. On apprend à poser un appareil, à confectionner un bandage suivant toutes les règles de l'art, à parer à une hémorrhagie. La série de conférences finie, on passe aux

examens, car l'Association distribue des diplômes.
diplômes fort en honneur, même dans la plus haute
société.

En Angleterre, l'Association ne s'occupe pas spécialement des marins.

Dans les villes maritimes il y a, il est vrai, des cours
que peuvent suivre les pêcheurs et les matelots et son
influence porte certes des fruits visibles dans ces
milieux maritimes. Mais, somme toute, l'*Association
de Saint-Jean,* n'est pas dans, le Royaume-Uni, spécialement une œuvre d'instruction médicale maritime.

Après avoir pénétré en Allemagne, elle ne tarda pas
à y progresser, à y acquérir ce caractère particulier
d'assistance aux marins et aux pêcheurs, et c'est sous
le nom de *Deustcher Samariter Verein* que nous la
voyons résoudre cette question qui intéresse principalement cette thèse : *Secours médicaux aux Pêcheurs.*

Association Samaritaine Allemande
Deustcher Samariter Verein

Ce fut le docteur Friederich Esmarch qui, tout en
conservant les statuts de *Saint-John hospital Association,* perfectionna les moyens employés pour réaliser
leur but commun. (Si bien que la Société anglaise crut
bon, elle aussi, de prendre pour son compte les progrès
de la *Samariter Verein.)*

Toutefois, cette dernière déploya davantage son
œuvre dans les ports maritimes de l'Allemagne et de
la Hollande. Car elle comprit que, s'il y avait une classe

d'hommes obligée de se suffire par elle-même, sans le secours des médecins, dans les cas fréquents d'accidents, de maladies graves, c'était bien celle des pêcheurs de haute mer, qui, éloignés de terre pendant de longs mois, exposés à toutes les atteintes d'un climat souvent inhospitalier, supportant toutes les fatigues, ont ainsi à redouter les plus nombreux et redoutables traumatismes.

« La *Société Samaritaine allemande* a su (1), au moyen de leçons très pratiques, résoudre ce point assez difficile pour des populations peu lettrées et des intelligences souvent peu cultivées.

» Dans toutes les villes du littoral, où il existe un médecin de la marine militaire ou de l'armée, ou bien un médecin associé au *Samariter Verein*, des leçons ont été organisées, toutes sur le même modèle, d'après les données du professeur Esmarch, de Kiel. Cette organisation date de 1882 et s'est étendue à toute l'Allemagne et à certains pays voisins, parmi lesquels principalement la Norwège.

» L'instruction est donnée en cinq conférences portant sur les points suivants :

1° Explication des différentes fonctions de l'organisme ; systèmes osseux, musculaire, circulatoire et nerveux.

2° Contusions, plaies contuses, plaies simples, plaies compliquées, hémorrhagies.

3° Fractures, luxations, entorses et leur traitement.

______

(1) Docteur Bonain.

4° Congélation, asphyxie, syncope, secours aux noyés, respiration artificielle, empoisonnements, traitement.

5° Manière de se comporter en face d'un blessé. Transport des blessés.

» Ces leçons sont rédigées avec une grande clarté et ont été publiées sous le titre de *Premiers secours aux blessés en cinq conférences*. Cet ouvrage a été traduit de l'allemand en anglais par S. A. R. la princesse Christian, qui s'en est servie avec avantage dans les cours pour les femmes dans le centre de Windsor, de *l'Association de Saint-Jean* (1).

» On peut se rendre compte, par la façon dont le professeur Esmarch insiste sur le *Primum non nocere* que certaines coutumes blâmables ne connaissent pas de frontières. Les toiles d'araignées et autres moyens hémostatiques aussi nuisibles, sont sévèrement jugés, et quelques lignes en font ressortir les effets pernicieux. La façon de prendre et de transporter un blessé mérite aussi qu'on s'y arrête par la précision et la perfection des moyens. Ce chapitre est rendu plus compréhensible par de nombreuses figures intercalées dans le texte

» Chaque conférence est suivie d'une leçon pratique comprenant :

1° L'usage du bandage triangulaire plié pour le cou, l'œil, l'oreille, le front, la joue, le menton, la mâchoire, destiné à maintenir des compresses antiseptiques sur

---

(1) *First and to the injured, five ambulance lectures*, by Dr Friedrich Esmarch, translated from german by H. R. H. princess Christian. — Fifth edition. — Smith, 15, Waterloo place, London 1893.

les blessures ou à supporter un membre ; usage du bandage triangulaire pour la tête, la poitrine, l'épaule, la hanche, le pied.

2° La façon de se servir des bandes roulées, la façon d'éviter les plis ; les renversés, bandages en huit de chiffre.

3° Attelles et façon de les employer.

4° Hémostase, compression digitale, bande élastique, tourniquet du professeur Völker de Kiel.

5° Respiration artificielle. (Méthode de Sylvester).

6° Transport des blessés.

» Le matériel utilisé est représenté par deux coffres contenant : l'un les objets destinés à la démonstration, l'autre n'est que la caisse placée par l'Association dans tous les postes de secours.

» Le matériel de démonstration comprend :

1° 6 planches coloriées de 1 mètre 50 de hauteur sur 50 centimètres de largeur servant à faciliter l'explication des différentes fonctions de l'organisme et les différents systèmes osseux, musculaire, circulatoire, nerveux. Enfin, une planche représentant une fracture compliquée du fémur avec issue d'un des fragments au dehors.

2° Des bandes roulées et surtout des bandages triangulaires, dont le professeur Esmarch recommande spécialement l'emploi. Ces bandages offrent l'avantage d'être appliqués dans tous les cas, sans l'adjonction de bandes ni de compresses. Chaque triangle est formé d'un tissu de lin ou de chanvre portant en impression la façon de l'employer, avec figures à l'appui, dans le genre des mouchoirs en usage chez nos matelots et nos soldats, présentant, avec le portrait d'un personnage célèbre, la théorie et le maniement du fusil.

» Enfin, cette caisse comprend quelques objets d'usage courant, tels que bâton, lacet, paquets de paille ficelés, destinés à remplacer des coussins d'attelles, puis un cache-pot articulé, se transformant avec l'adjonction d'un simple triangle en un appareil à fracture pour l'avant-bras. Tous ces objets sont destinés à montrer qu'il faut savoir tout utiliser et ne pas se faire l'esclave d'un modèle spécial en cas de besoin.

» La boîte de secours comprend seulement l'indispensable pour donner les premiers soins. Les élèves qui ont suivi les leçons sont à même d'en utiliser le contenu et de rendre d'utiles services. Voici la composition exacte de la caisse de secours :

12 bandes de gaze ;
15 bandes apprêtées ;
15 bandelettes de bois de sapin pouvant servir d'attelles ;
1 cache-pot articulé destiné à servir d'appareil à fracture avec la simple adjonction d'un triangle ;
5 bandages triangulaires ;
2 mètres de gaze antiseptique ;
1 cahier de gutta-percha laminée ;
1 bande élastique ;
20 épingles ;
120 grammes d'acide phénique ;
20 grammes d'acide borique ;
25 grammes de liqueur d'Hoffmann ;
1 verre ;
1 boîte cylindrique en métal servant de récipient et renfermant une partie du matériel ;
1 paire de ciseaux, 1 bâton. »

Le nombre des Samaritains augmente journellement, grâce à une propagande des plus zélées, grâce aussi à des prix et médailles décernés.

Des petits opuscules de poche (1), représentant le résumé du cours, ont été accueillis avec faveur par le public.

Ces opuscules, appelés « *Katechismus zur ersten Hülfeluslung in Unglücks fällen* », contiennent 19 figures très bien faites, pour ce qui concerne l'hémostase, les fractures, les secours aux noyés et le transport des blessés.

« En ce qui concerne les populations maritimes, c'est là, dit le docteur Bonain, le meilleur moyen d'acclimater, dans ces milieux si peu cultivés, des idées d'humanité, des notions d'hygiène et de secours efficaces et d'éviter, par là même, les situations navrantes qui éclairent d'un si triste jour l'histoire des pêcheurs de haute mer. »

Enseignement médical en France

M. le docteur Bonain, après avoir fait connaître à la France la *Samariter Verein*, voulut lui-même mettre cet exemple en pratique et, en 1895, il alla donner des leçons de premiers secours aux patrons des bateaux de pêche boulonnais.

Lorsque le nouveau coffre à médicaments fut rendu réglementaire pour les pêcheurs de Terre-Neuve, M. le

---

(1) Edités par Paul Tooche, à Kiel, en 1884.

médecin en chef Bonnafy fut chargé, en février 1896, par le ministère de la marine, d'aller dans les trois ports de Fécamp, de Granville et de Saint-Malo, en expliquer aux capitaines le maniement et l'usage.

Puis, par dépêche du 25 mars 1896, le ministre chargea le médecin de la division navale de recueillir, au cours de la campagne de pêche, tous les renseignements qu'il devait juger utiles pour établir l'utilité et dresser le plan de ces conférences. Voici le rapport du docteur Gazeaux en ce qu'il a d'essentiel :

« Nous rangeons les capitaines en trois catégories :

» Les uns, en petit nombre, consciencieux et humains, faisant preuve d'intelligence et de bonne volonté, après avoir lu attentivement l'instruction médicale du 1ᵉʳ décembre 1893, se sont efforcés de faire bénéficier les pêcheurs des moyens de traitement mis à leur disposition. On ne saurait trop les féliciter.

» D'autres, et c'est, je le crains, la majorité, affectent un profond mépris pour l'homme qui cesse son travail. Pour eux, la maladie qui ne se voit pas, n'est que de la paresse. Et quand elle frappe les yeux (panaris, abcès, phlegmons, blessures, etc.) ils encouragent les hommes à travailler quand même, parce que « ça se passera ». Que d'hommes perdent une phalange, faute d'un coup de bistouri donné à temps, que de phlegmons sont la conséquence d'une excoriation non pansée convenablement, que d'infirmités pour la vie et de complications plus graves parfois ! Ceux-là n'admettent pas les malades.

» Enfin, il en est un certain nombre qui n'ont pas

confiance, ils n'osent se servir des médicaments, qui
leur sont délivrés. Les objets de pansement et l'eau
phéniquée ont cependant trouvé grâce devant eux ; c'est
quelque chose déjà, étant donné la nature des lésions
qu'ils ont le plus souvent à traiter. Mais c'est tout ; et
leur coffre, modèle d'arrimage, retourne en France
tel qu'il en est parti,

» Des conférences, croyons-nous, peuvent modifier
les dispositions d'esprit de la plupart de ces capitaines.
Les premiers sont ceux qui en ont le moins besoin
mais qui certainement en profiteront le plus.

» On peut espérer que les indifférents se laisseront
persuader que leur intérêt — je veux dire celui de leur
armateur — peut se concilier avec celui du pêcheur et
même que la perte en journées de travail sera d'autant
moins considérable que le malade aura été soigné plus
tôt. Quant aux craintifs, il est tout indiqué de les
rassurer, en faisant avec eux l'étude du coffre et de son
contenu, étude qui les effrayé et dont ils s'exagèrent
les difficultés.

» En conséquence, j'estime que des conférences ainsi
comprises peuvent être très profitables. »

Aussi, en 1897, le ministre de la marine décida-t-il
de continuer ces conférences et d'en faire bénéficier un
plus grand nombre de ports. On désigna pour cette
tâche les deux médecins de 1re classe, mis à la disposition de la *Société des Œuvres de mer* pour ses deux
navires-hôpitaux.

Le docteur Dubois Saint-Sevrin fut chargé de visiter
Saint-Malo, Granville, Cancale et Fécamp ; M. le doc-

teur Chastang alla instruire les pêcheurs de Saint-
Brieuc, Binic, Paimpol, Gravelines et Dunkerque. Tous
les deux devaient, dans chaque port, faire deux conférences toute pratiques. En voici les points principaux :

1° Examen du coffre ;

2° Indications de chaque médicament et de chaque
objet ;

3° Manière de reconnaître les maladies les plus
communes ;

4° Démonstration des pansements ;

5° Premiers secours aux noyés ;

6° Conduite à tenir en cas de blessures, d'hémorrhagies, etc. ;

7° Notions d'hygiène.

M. le docteur Chastang raconte ainsi l'impression
que lui laissèrent ces conférences :

« A Saint-Brieuc, Binic, Paimpol et Gravelines,
nous eûmes la satisfaction de voir presque tous les
capitaines répondre à notre appel. A Paimpol et à
Binic, la plupart des armateurs nous firent l'honneur
d'assister à ces réunions, et, tant par leur présence que
par l'ensemble des vues que nous pûmes échanger,
me montrèrent tout leur désir de mettre en œuvre ce
qui profiterait à la santé de leurs hommes. Nous
n'oublions pas l'accueil bienveillant que nous reçûmes
de leur part. A Dunkerque, nous tombions dans un
autre milieu et bien que ce soit le port le plus important, bien que ces conférences aient été annoncées par
la plus grande publicité, nous ne vîmes ni un armateur,
ni un capitaine. Partout ailleurs, nous avons trouvé

des auditoires attentifs, des gens désireux de s'instruire et nous nous sommes vus de la part de tous
assaillis de questions prouvant que le sujet était loin
de les laisser indifférents. »

Dès la campagne suivante, on pouvait apprécier
l'heureux résultat de ces conférences. Le nombre des
capitaines se servant, et se servant rationnellement
de leur coffre, avait augmenté. On a pu remarquer qu'ils
prenaient plus de soin de la santé de leurs équipages
et de l'hygiène du bord. Le médecin du *Saint-Paul* fut
même amené à visiter un appareil de fracture assez
convenablement mis en place, pour une jambe fortement contusionnée et qu'on avait cru brisée. Nous
citerons un extrait de son rapport : « Le 30 mars
dernier, au large de Reikjavick, la *Glaneuse*, de Saint-
Brieuc, capitaine Brouard, recevait un coup de mer
qui lui enlevait tout ce qu'elle avait sur le pont, et lui
blessait grièvement deux hommes. L'un avait une
vaste plaie en croix du cuir chevelu, avec abondante
hémorrhagie ; l'autre était atteint au côté gauche de la
poitrine. Au premier, le capitaine fait un pansement
antiseptique ; pour le second, il croit, d'après la défor-
mation, qu'il y a fracture de deux côtes, et il applique
un bandage de corps soigneusement matelassé ;
quelques jours après, il le présente à un médecin qui
n'a qu'à confirmer le diagnostic et à réappliquer le
même bandage sans y rien modifier. Et lorsque, le
1er mai, je me fais présenter ces deux hommes, je
constate une guérison absolue et complète depuis déjà
dix jours. »

Cette année, **M.** le docteur Bonain qui doit embarquer sur le *Saint-Pierre*, a reçu la mission de faire ces conférences. Il a parcouru successivement Paimpol, Saint-Brieuc, Saint-Malo, Granville, Cancale, Dunkerque et Gravelines. Dans plusieurs de ces centres il a trouvé des auditoires composés de capitaines et de patrons ayant déjà mis à profit les leçons des années précédentes.

M. le docteur Bonain a eu, dans ces réunions, l'excellente idée d'interroger les patrons sur l'état sanitaire de leurs navires durant la dernière campagne, sur la manière dont ils ont su remédier aux maladies et aux accidents survenus parmi leurs équipages.

Il a eu à enregistrer des faits bien typiques. Un capitaine a obtenu une réunion par première intention d'une vaste déchirure du cuir chevelu, allant du front à l'occiput, chez un homme tombé la tête la première dans la cale. Un autre a su appliquer un appareil de fracture de la jambe et a ramené son blessé dans des conditions très satisfaisantes. Les plaies ont largement bénéficié des antiseptiques et de la façon de les appliquer. La fièvre typhoïde a enfin attiré l'attention des pêcheurs. Ses symptômes leur ont été suffisamment exposés pour qu'ils aient pu disposer en connaissance de cause, du lait et du bouillon concentrés emportés spécialement pour les typhiques (1).

Un capitaine exposa que le tiers de son équipage

---

(1) Nous avons vu que le coffre à médicaments ne contient ni lait, ni bouillon de conserves. Si donc ce navire a pu profiter de ces provisions, il le doit à l'initiative de son capitaine et de son armateur, initiative éveillée par les conférences médicales annuelles.

ayant été atteint de cette affection, il eut le bonheur de ne perdre qu'un seul homme, grâce aux provisions de lait et de bouillon concentrés, emportées sur les conseils du médecin chargé des conférences.

A côté de ces succès, d'autres patrons vinrent exposer les désastres survenus à leur bord. Un capitaine que les conférences médicales antérieures n'avaient jamais compté dans leur auditoire, vint, instruit par une malheureuse expérience, écouter, cette année, le docteur Bonain. Il raconta que son équipage avait été décimé par le scorbut au cours de la dernière campagne. Il avait dû jeter cinq hommes à la mer pendant la traversée de retour qui dura trente jours, et pendant laquelle l'équipage fut exclusivement nourri de lard salé. Le capitaine ignorait totalement les symptômes de l'affection dont il fut lui-même atteint, et encore moins le traitement. L'alcoolé de cochléaria et le chlorate de potasse étaient à sa disposition dans son coffre, mais il ne les utilisa pas.

M. le docteur Bonain, appréciant les résultats déjà acquis par ces conférences nous écrivait :

« Nous pouvons considérer maintenant les résultats et nous prononcer en toute franchise. Disons tout de suite que les efforts n'ont pas été vains. La crainte première de récolter de l'indifférence et peut-être pis dans des milieux souvent butés et fermés à toute innovation, s'est bien vite évanouie. Nous pouvons affirmer que nombreux sont les capitaines et les patrons qui ont compris le bon côté de ces leçons et qui en apprécient journellement les avantages. »

Comme on a pu le remarquer, ces conférences sont données, sur l'ordre du ministère, par Messieurs les docteurs de la marine, détachés à la disposition des Œuvres de mer. En outre, certains ports, les ports armant aux grandes pêches, sont seuls admis à en profiter. Il y a seulement deux conférences par an, à une date qu'il n'est pas toujours facile de rendre commode à tous les intéressés. Or, nous avons vu qu'en Allemagne, en Angleterre, en Hollande, en Norwège, cet enseignement si bien organisé, répandu dans tous les ports de mer, allant se mettre à la disposition des pêcheurs des plus petits hâvres, n'a pu atteindre ce développement que grâce au concours empressé des médecins civils et militaires. Ceux-ci, en effet, se mettent gratuitement à la disposition de la *Samariter Verein* pour donner les cours, faire les démonstrations pratiques, présider aux examens qui donneront aux capitaines les diplômes de l'Association, diplômes toujours fort recherchés. Pourquoi ne pourrions-nous pas faire de même en France ? Sont-ce les éléments qui manquent, le dévoûment qui ferait défaut ? Craindrait-on que les auditeurs fassent grève, ou bien ne saurait-on pas où trouver un local pour y organiser ces quelques conférences ?

Le dévoûment pourrait-il manquer aux médecins de France, se laisseraient-ils vaincre en générosité par leurs confrères des pays voisins ? Non, certes, car ils savent tout le bien qu'il y a à faire à ces matelots long-courriers et caboteurs, à ces pêcheurs de nos côtes ou des hautes mers, à tous ces braves gens qui gagnent si péniblement le pain de leur nombreuse famille, car là, du moins, elles sont encore nombreuses. Les essais tentés par Messieurs les médecins de la marine sont garants des succès futurs. Les auditeurs ne manqueront pas aux conférenciers, si ceux-ci veulent rester constamment pratiques et se conformer, aux habitudes, au langage de leur auditoire. Qui, mieux que le médecin de la localité ou d'une commune voisine, pourra s'entendre plus facilement avec les capitaines, les armateurs, pour choisir dans l'année les jours où il pourra réunir tous les intéressés, sans déranger personne.

Le lieu de la réunion? Mais, à la mairie si le port n'en est pas trop éloigné, dans une salle d'école, chez vous, cher confrère, si votre habitation le permet, le moins possible dans un cabaret. Car ce sera une excellente occasion que ces conférences pour livrer le bon combat contre l'alcoolisme, et ce serait un peu contradictoire que d'aller les donner dans les estaminets devant les petits verres, les absinthes et les amers de toute sorte. Les *Maison du Marin,* là où il s'en trouve, seront les lieux habituels de ces réunions. A celle de Saint-Pierre et Miquelon, le médecin du *Saint-Pierre* fait avec grand succès de ces cours pratiques quand son navire fait relâche.

Eh bien ! c'est entendu, cher docteur, vous occuperez vos loisirs en préparant ces conférences. Le plan, vous le trouverez dans la composition du coffre à médicaments que vous aurez à passer en revue, dans l'Instruction médicale, que vous devrez commenter et compléter. Vous pourrez imiter les leçons du docteur Esmarch, dont nous avons longuement parlé tout-à-l'heure. Vous ferez ainsi œuvre utile, vous apprendrez, dans cette intimité plus grande avec la meilleure partie peut-être de nos populations, vous apprendrez, dis-je, à l'estimer, à l'aimer davantage, et, par cela même, à vous en faire aimer.

Les conférences fonctionnent et fonctionnent régulièrement, au grand contentement des professeurs et des élèves. Serons-nous satisfait ? Pas encore. Nous voudrions mieux encore. Nous aurons atteint une partie fort importante de nos marins, ceux de la grande et de la petite pêche. Mais nos capitaines et marins au long cours, absents le plus souvent du port, et en tous cas, d'une présence fort irrégulière, n'attraperont que de ci de là leurs connaissances médicales, sans lien, sans plan suivi. Or, les capitaines, et ce seront les capitaines qui devront avoir soin de leur équipage, doivent suivre, pour avoir leur diplôme, des cours suivis d'hydrographie. Ne pourrait-on adjoindre à ceux-ci des cours de médecine pratique avec sanction à l'examen ?

M. Gautier, directeur de l'école d'hydrographie de Fécamp, et M. le docteur Vandaele, ont été frappés par cette lacune dans l'instruction de nos capitaines et de nos patrons de pêche, et ils ont résolu de la combler. Le docteur Vandaele, armateur au port de Fécamp, et, par conséquent, en relations constantes avec les marins, a bien voulu se charger du cours. Son enseignement comporte six conférences :

1re conférence. — Explications sur le mode d'emploi des médicaments que renferme le coffre.

2ᵉ conférence. — Conduite à tenir en présence des diverses maladies qui peuvent survenir à bord d'un navire. — Secours aux noyés.

3ᵉ conférence. — Des blessures et des accidents. — Soins à donner aux blessés. Manière de confectionner les appareils à fracture. Pour cette conférence, tous les élèves sont convoqués dans le service du docteur Vandaele, à l'hôpital de Fécamp, et les démonstrations sont faites sur des malades.

4ᵉ conférence. — Conseils d'hygiène générale. Hygiène spéciale envers les maladies contagieuses. Désinfection des navires.

5ᵉ conférence. — **De l'alcoolisme, ses dangers.** Degré de toxicité des différents alcools et des essences avec expériences sur des animaux (cobayes, chiens).

6ᵉ conférence. — Conséquences désastreuses de l'alcoolisme aux points de vue physique, intellectuel, moral, héréditaire, social. Exemples avec projections lumineuses.

Ces conférences ont réussi, comme on devait s'y attendre. Et M le docteur Vandaele a pu remarquer que les notions développées pénétraient peu à peu dans l'esprit de tous, marins et armateurs, particulièrement en ce qui concerne l'hygiène.

L'examen que subissent les élèves de l'école d'hydrographie de Fécamp, pour l'obtention de leur brevet de capitaine, ne porte pas encore sur la partie médicale. M. le docteur Vandaele est d'accord avec nous pour demander qu'on ne tarde pas à l'imposer. Les candidats comprendront mieux alors toute l'importance de ce

sujet et s'y appliqueront davantage. D'ailleurs, ne
sera-ce pas une de leurs attributions de capitaine, de
veiller à la santé de leurs équipages et de remplacer
auprès d'eux le médecin absent ? Ne doit-on pas, avant
de leur confier ce rôle, s'assurer qu'ils sont en état de
le remplir ?

Manuels médicaux à l'usage des marins

M. le docteur Vandaele va bientôt faire paraître, à
l'usage de cet enseignement et pour servir d'aide-
mémoire médical pratique plus étendu, plus complet
que l'instruction médicale du coffre, un manuel qui
sera la condensation de ces six conférences.

M. de la Bigne, le dévoué président de la *Maison du
Marin* de Nantes, a dans son *Guide manuel du marin*
un chapitre intitulé : « Conseils pour la conservation
ou le rétablissement de la santé ». Les marins au long-
cours y trouvent de bons conseils sur l'hygiène à
observer dans les pays chauds au point de vue des
boissons, de la nourriture (poissons, fruits), de la
température (coups de chaleur, coups de soleil).

Quelques paragraphes sont consacrés au traitement
des piqûres de serpent, aux dangers de l'absorption de
l'alcool, au transport des blessés, etc., etc.

DEUXIÈME PARTIE

CHAPITRE Ier

MER DU NORD

ANGLETERRE

**Mission Nationale aux pêcheurs de haute mer
(Royal National, mission to Deep sea fischermen)**

Quinze mille pêcheurs environ sont chargés d'approvisionner les marchés de Londres et des autres villes anglaises. Organisés par flottes, chaque flotte est sous le commandement d'un patron qui prend le titre d'amiral. Ces amiraux changent à époques fixes. L'amiral décide où la flotte pêchera, quand elle lancera ou retirera ses filets.

Au soir, une fusée rouge ou bleue donne l'ordre de commencer la pêche et chaque barque, hissant un feu blanc, avertit ainsi qu'elle est à l'ouvrage. A onze heures, nouvel ordre, nouvelle fusée; on rentre le chalut, on trie le poisson. A deux heures du matin, troisième signal ; on lance les filets, on ne les retirera plus qu'à sept heures.

Alors viennent les vapeurs qui transporteront sur le continent les prises de la journée et de la nuit. Le transbordement se fait sur des chaloupes mesurant dix ou douze pieds. Souvent le frêle esquif est englouti par une vague ou vient se briser contre le flanc du vapeur.

Le jour la pêche recommence et les signaux se donnent par pavillons.

Les bateaux, sur lesquels se fait cette pêche, sont des shooners de 10 à 60 tonneaux. Pendant trois ou quatre mois ils tiennent constamment la mer, exposés à tous les coups de vent et à tous les assauts d'une mer furieuse. Aussi les manœuvres sont difficiles et les accidents fréquents à bord. L'équipage d'un petit shooner halait, en chantant, son lourd chalut lorsqu'un violent coup de mer imprime un brusque mouvement à la chaîne et l'un des travailleurs est jeté, la cuisse brisée, à cinq pieds du cabestan. Que de fois le canot qui porte au vapeur la capture d'une journée de travail est jeté par une lame contre son bord ; des doigts écrasés, des membres contus ou brisés sont le résultat de cet abordage. Et c'est tous les jours que cela se renouvelle. Aucun secours médical n'était à espérer il n'y a pas encore bien longtemps, sur ces bateaux où vivait une classe d'hommes, séparée pendant des mois de tout le genre humain et livrée à tous les vices. C'était, dit un auteur anglais, de véritables sauvages. Sans soucis, sans espérances, brutalement sensuels, ils donnaient trop souvent le spectacle de la méchanceté et de la férocité de l'ani-

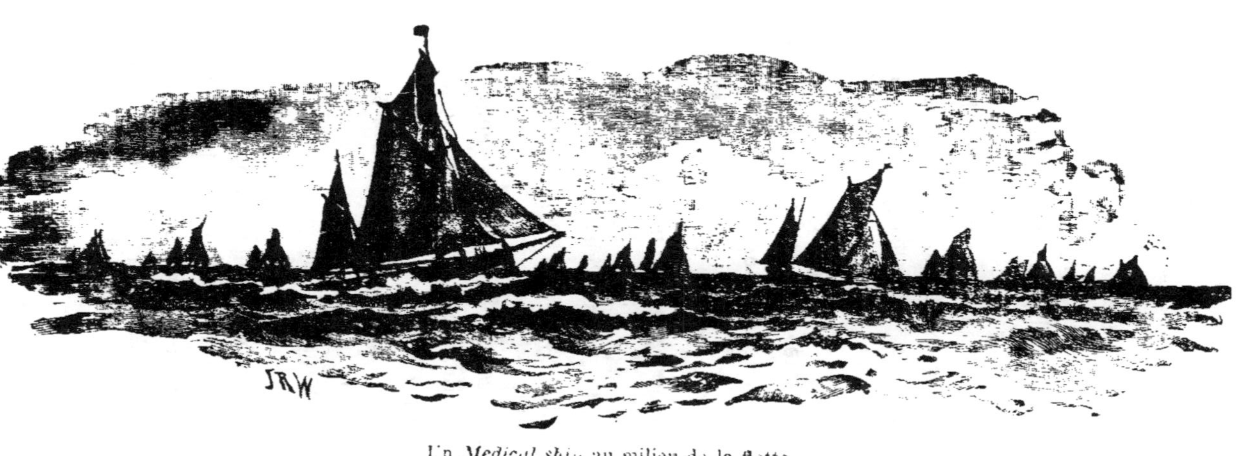

Un *Medical ship* au milieu de la flotte.

mal. Ils étaient pis, dit un autre écrivain que des sauvages du Parana. Une saleté repoussante régnait à bord, hommes et choses étaient dans un état impossible à décrire. A terre, leurs quartiers étaient mis à l'index et le policeman ne s'y aventurait jamais.

La cause de cet effroyable état était certes l'isolement complet où on les laissait, mais surtout l'alcoolisme.

L'alcoolisme chez les pêcheurs anglais
de la Mer du Nord

Au port, les cabarets ne manquaient certes pas, mais les pêcheurs y viennent à de longs intervalles et leur véritable habitation est le schooner qui les porte sur les bancs. Là, point d'alcool, me direz-vous, car on ne les laisse pas en embarquer. Vous comptez sans le cabaret flottant.

En effet, outre les vaisseaux pêcheurs, on trouvait dans cette flottille, plusieurs bateaux de la même apparence que les premiers. Armés en cutter, portant le pavillon belge ou hollandais, ils n'avaient pas de filets à bord, mais étaient abondamment garnis de bouteilles de brandy, de whisky, de genièvre et de rhum. Ils vendaient du tabac à bas prix pour amorcer les pêcheurs. Puis le travail était si dur, les joies si rares que le pauvre Jack n'était pas fâché de trouver dans l'ivresse l'oubli du présent et, peut-être l'illusion grossière du bonheur. Aussi dès que le pavillon du «coper» apparaissait à la flotte, de tous côtés les canots

quittaient le bord et nageaient vers lui. Alors com-
mençaient des orgies sans nom. Car à bord de ces
pirates de la Mer du Nord, comme on les appe-
lait en Angleterre, on ne fêtait pas seulement Bacchus
mais aussi Vénus. L'argent dépensé, lignes, voiles,
filets, tenus en réserve s'entassaient sur le pont,
on buvait toujours, puis on retournait tant bien que
mal à son bord emportant encore des bouteilles du
poison. Que de sinistres à signaler après le passage du
« coper. »

« J'avais onze ans, dit le patron Laccenfield, et je
naviguais déjà dans la Mer du Nord. Le coper vendait
cette eau-de-vie frelatée capable de brûler intérieurement et qui rendait non seulement ivre, mais fou
furieux. Je vis un jour le capitaine dans un état
d'excitation, s'élancer par-dessus le bord et se noyer.

» En janvier 1880, écrit J.-H. Synes, j'étais cuisinier sur le *Malcolm ;* nous pêchions au large de Flamborough head. Dans l'après-midi nous descendîmes
prendre un peu de repos, laissant le mousse seul sur
le pont. L'enfant ne tarda guère à héler le capitaine :
« Je vois le *Coper.* » Vite, tout le monde fut debout et le
canot lancé à la mer. Le patron partit avec un autre
acheter du tabac. Ils restèrent une heure absents et
revinrent avec trois ou quatre litres d'eau-de-vie. On
dut porter dans la cabine les bouteilles... et le capitaine. Il reprit enfin conscience de lui-même et le
verre de passer à la ronde. J'étais jeune et j'avais pris
le pledge ; je m'abstins donc. Un litre fut bientôt
vidé et un second entamé. L'équipage se sentait déjà

très « gai. » L'on m'envoya de quart sur le pont. A la nuit, je descendis chercher un remplaçant. Mais une dispute près de se changer en bataille, les plus violents propos, me firent battre en retraite. Je continuai le service deux heures environ; puis n'entendant plus de bruit, je redescendis; tout le monde dormait. Vers minuit, je tentai, mais sans succès, de réveiller quelqu'un qui prît la garde. La chambre présentait un affreux spectacle; on n'y voyait que flacons brisés et visages tailladés. Je remontai sur le pont. Le vent se levait : j'amenai les bonnettes. La brise fraîchissait toujours, il fallait prendre des ris, et j'étais seul. J'appelai le patron et je n'obtins qu'un sourd grognement. Quelle angoisse! j'apercevais déjà le feu de Flamborough head, et le vent soufflait de l'est! Ainsi se passa pour moi cette interminable nuit d'hiver dans le froid et la neige.

» Vers cinq heures du matin le capitaine apparut. Il se déclara complètement épuisé, m'aida à virer de bord descendit et réveilla les hommes. Mais aussitôt la bouteille circula de main en main ; et le jour se levait à peine que déjà quatre matelots gisaient ivres-morts. Bref, je ne fus relevé qu'après vingt-huit heures. Et que de dangers pendant tout ce temps ! Les vapeurs fréquentent ces parages et j'étais sans expérience. De ma vie, je n'oublirai pareille nuit. » (1)

En 1881, un gentilhomme de Londres visita cette flottille ; il fut tellement frappé de toutes ces horreurs,

______

(1) What cheer O? p. 50. — Cité dans « *Des Deux Côtés du détroit* », par Grosjean.

qu'il résolut de tout faire pour y mettre fin. Dans ce but il fonda la Mission des pêcheurs de haute-mer. Un petit vaisseau l'*Ensign* fut armé et fit voile vers les bancs. Il portait un filet et pêcha pour couvrir ses frais. Ceux qui daignèrent signaler le départ de ce

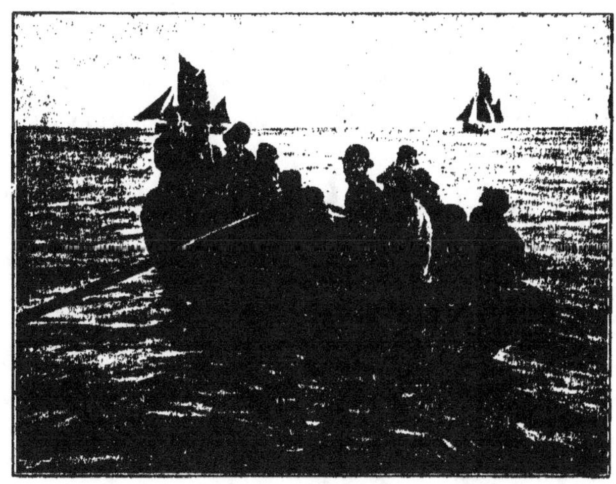

Pêcheurs allant à bord des bateaux de la *Mission*.

petit navire lui prophétisèrent trois mois d'existence au plus. Ils se trompaient, l'entreprise devait réussir dès l'abord, et actuellement la Société possède quatorze vaisseaux qui assurent les secours médicaux à cette population flottante de la mer du Nord, ainsi qu'aux pêcheurs du Labrador et d'Islande.

Le premier but de la mission fut de lutter contre l'alcoolisme dont le grand facteur était le « Coper ».

Pour cela, elle résolut d'offrir aux pêcheurs les objets vendus par le « Coper », tels que tabac, vêtements, objets qui étaient autant d'appâts pour l'attirer à son bord. Elle disposa sur chacun de ses navires une grande salle de réunion à la disposition des marins. Elle s'efforça de les y attirer par des conférences, des séances de projection, des jeux de toute sorte; de répandre, au lieu de la littérature obscène fournie par le « Coper », des journaux, des revues, des livres instructifs et intéressants. Un *clergyman* protestant assurerait le service religieux à bord.

En cinq ans, tous les « Copers » avaient disparu de la Mer du Nord. Mais la Mission résolut d'empêcher tout retour offensif de l'ennemi. Elle porta la question devant le Parlement. En janvier 1895 une convention internationale fut signée par toutes les puissances bordant la Mer du Nord. Par elle toute vente de spiritueux aux pêcheurs était absolument prohibée sous les plus hautes pénalités.

Le résultat était donc merveilleux; l'esprit des pêcheurs changea complètement. Ce ne sont plus maintenant ces sauvages que nous peignait un auteur, bien à même de les apprécier, mais des gens ayant conscience de leur dignité d'hommes, dont beaucoup ont pris le pledge, c'est-à-dire la résolution de ne plus boire une seule goutte d'alcool. Ils viennent fréquemment se retremper dans les réunions tenues à bord des bateaux de la mission. Ils y complètent leur instruction, en y assistant aux conférences, aux cours que l'on y organise, en y venant chercher des livres qui leur serviront à utiliser les longues heures de quart. L'influence de la Société, après avoir changé les personnes, s'est même fait sentir sur les choses et quelqu'un qui eût vu autrefois les shooners sales, mal tenus de ces flottilles de pêcheurs, ne les reconnaitrait pas aujourd'hui dans les yatchs élégants, frais, propres qui entourent les « médical et hospital ships. »

Avant de passer aux secours médicaux il sera intéressant de connaître quelques-uns des chiffres des pledges obtenus l'une ou l'autre année par la *Mission to deep sea fishermen*. Il ne faudrait pas toutefois se fonder sur ces chiffres pour estimer strictement les succès obtenus dans cette lutte contre l'alcoolisme. On peut être tempérant sans avoir pris le pledge. Année 1895, 219 pledges ; 1897, 881 ; 1899, 1.657.

A terre, le résultat s'est fait vite remarquer. Les quartiers de pêcheurs que nul n'osait fréquenter, sont maintenant les mieux réputés dans les villes du littoral. Au Great Yarmouth, 25 cabarets durent fermer faute de clients. En revanche, les habitations des pêcheurs, de tanières sales et misérables, sont devenues des cottages frais, bien entretenus, bien aérés où tout respire une honnête aisance.

Secours médicaux

Cependant un autre besoin apparaissait. En cas de maladie, d'accident même mortel, les pêcheurs ne pouvaient attendre d'aide avant trois ou quatre jours, souvent une semaine et plus. Il arrivait ainsi que des hommes, que l'on eût pu conserver à leurs familles, succombaient ou étaient affligés d'infirmités incurables. Femmes et enfants étaient réduits à la mendicité ou à chercher un refuge dans les workhouses.

Aussi, en 1889, la Mission résolut d'établir à bord de ses navires des postes de secours médicaux.

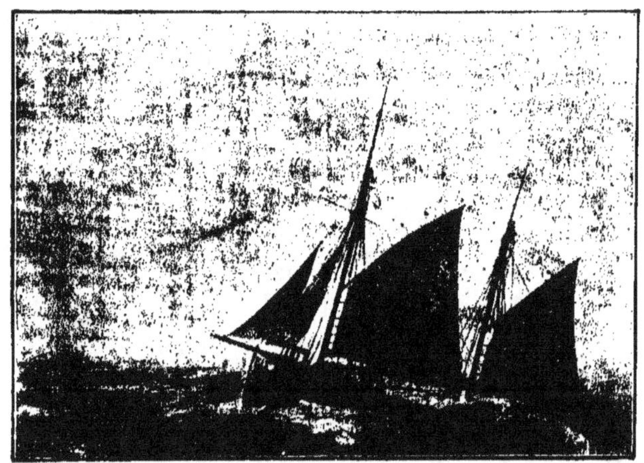

L'*Ashton* Medical ship

C'est maintenant le moment de jeter un regard sur ces bateaux anglais. Neuf sillonnent actuellement la mer du Nord. Chacun de ces bateaux a deux mâts (grand'voile et tape-cul avec flèches, un foc et une trinquette). Au grand-mât flotte l'insigne de la *Mission*, un pavillon carré bleu portant les initiales M. D. S. F. Au mât d'artimon se trouve une flamme bleue également. Le navire est en bois et construit solidement pour la mer. Au milieu des flottilles de pêche, il porte toujours ses pavillons distinctifs, et dès qu'il voit un bateau hisser et amener trois fois de suite un pavillon, il se dirige vers lui pour prendre ou soigner le malade signalé.

Il faut distinguer parmi les neuf navires de la *Mission to deep sea fishermen*, deux sortes de bâtiments, les *Hospital ships* et les *Medical ships*.

1° *Medical ships*. — Ils sont au nombre de cinq dans la mer du Nord. Bateaux de 70 à 90 tonnes, ils ressemblent complètement aux autres embarcations des pêcheurs, et pêchent comme tous les navires qu'ils doivent secourir. On a voulu ainsi qu'ils puissent en partie subvenir à leurs frais, mais on tient surtout à ce qu'ils servent d'exemples aux autres bateaux pêcheurs, à ce qu'ils montrent, que, malgré un dur travail, un shooner peut toujours être bien tenu. Cette prédication de l'exemple n'a pas été une des moins efficaces.

A bord, on trouve à l'arrière une grande cabine avec des caissons recouverts de coussins et deux couchettes sur les côtés. Là se font les réunions et s'installe le dispensaire; là sont hospitalisés les malades et les blessés trop gravement atteints. Au milieu, le poste de l'équipage ; à l'avant, un magasin contenant tout ce qui est destiné aux pêcheurs (tabac, armoire à médicaments, livres, vêtements, etc.). Les *Medical ships* n'ont pas de docteur, mais la Société exige de leurs capitaines la connaissance des premiers soins à donner aux blessés et aux malades. Quand un accident

est signalé sur un bateau pêcheur, le capitaine va à
son bord et fait le pansement. Si le cas est grave, ils
l'embarquent et le font transporter à Londres par
le steamer qui vient chercher le poisson. Chaque matin,
lorsque ce steamer recueille le produit de la pêche, le
Medical ship se tient tout prêt, à la disposition des
pêcheurs qui ont besoin d'un pansement ou d'une
consultation.

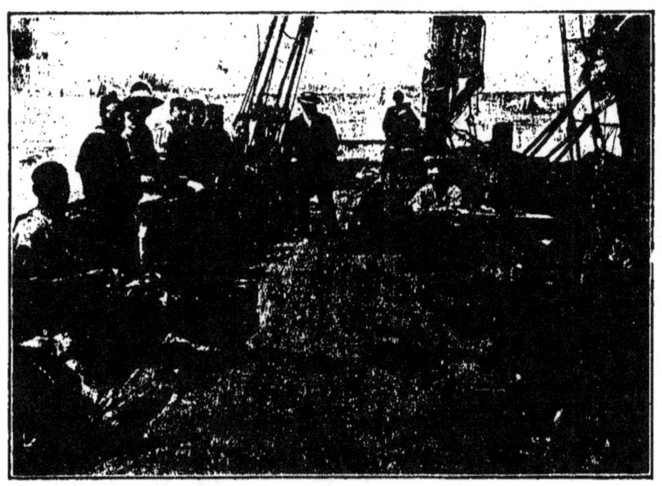

La visite du médecin à bord de l'*Hospital ship*.

2° *Hospital ships.* — Deux sont de 150 tonnes, deux
autres de 70. Le docteur Valence en a fait une très
bonne description. « L'*Hospital ship*, dit-il, est très
bien disposé : le pont est vaste, bien dégagé, large. Si
on descend l'échelle de l'arrière, on tombe dans une

espèce d'avant-carré où sont les armoires pour les cirés, les bottes, etc. A gauche est la cabine-arrière, le carré, qui, outre des coussins et des coffres, possède deux cadres, une grande table et un poêle ; en dehors des couchettes, quatre ou six personnes pourraient s'installer commodément pour reposer. A tribord, une porte conduit dans la cabine du médecin, éclairée par un hublot de pont et ventilée par le panneau de l'échelle-arrière ; la hauteur est d'environ 2 mètres.

» A l'avant de cette cabine, une porte et un judas à hauteur du lit donnent sur l'hôpital. Celui-ci est à peu près au milieu du bateau et en aurait la largeur s'il 'y avait un passage à bâbord. Il contient huit couchettes et deux cadres suspendus. Cette petite salle d'hôpital est très bien éclairée et ventilée par une large claire-voie débordant le pont. A l'avant de l'hôpital est le poste de l'équipage, la cabine du patron et la salle de consultation. Celle-ci est près du grand panneau de l'avant, de telle sorte que les pêcheurs qui viennent voir le médecin ou chercher des médicaments, n'ont aucune communication avec l'hôpital et ne circulent pas à l'arrière. Comme le médecin, le patron peut, par un judas donnant sur l'hôpital, voir ce qui s'y passe et surveiller les malades, sans avoir besoin de se relever de son lit.

» Au-dessous du poste sont la grande cale où se tiennent les services de la mission, une salle de bains pour les malades, et les magasins. Outre un approvisionnement abondant d'eau, il y a à bord différentes caisses contenant des boissons de tempérance.

» Si la propreté existe partout à bord, l'élégance n'y règne pas et tout est fait au point de vue pratique. Le médecin passe souvent sa visite en ciré et en bottes de mer ; il est accompagné d'un assistant, le *surgeon's mate*, un homme intelligent, pris à bord, marin et pêcheur, n'ayant reçu primitivement aucune instruction hospitalière, mais sachant en peu de temps faire les pansements, donner les aliments aux malades, faire la propreté de l'hôpital, etc. C'est, en somme, un infirmier à hauteur du rôle qu'il a à remplir.

» La pharmacie est assez complète ; il y a une boîte d'instruments de chirurgie, une civière pour transporter les malades, soit à terre, soit à bord d'un vapeur de passage qui se rend directement dans un port anglais. »

Régulièrement, chacun de ces *hospital ships* devrait avoir un docteur à bord. Mais, nous dit sir Archibald, il est bien difficile à la Société de recruter des médecins ayant assez l'habitude de la mer pour pouvoir remplir ce service. Aussi le plus souvent n'y a-t-il que trois docteurs sur ces quatre navires.

Jusqu'à présent tous ces bateaux sont à voiles. Les pêcheurs anglais commençant à se servir de navires à vapeur, la Société sera, elle aussi, forcée de suivre bientôt cette transformation, car il serait bien difficile à un navire à voiles de garder contact avec une flotte à vapeur. Toutefois, sir Archibald est convaincu que des bateaux à voiles, marchant concurremment avec des navires à vapeur, seront toujours utiles.

Déjà, grâce à une généreuse offrande, la *Mission to*

Deep sea fishermen va avoir prochainement un vaisseau-hôpital à vapeur, de 300 tonnes. Très bien construit, aucun perfectionnement ne lui a été épargné en vue du but spécial d'hôpital flottant qu'il est appelé à remplir.

Le coût de l'entretien d'un *hospital* ou *Mission ship* est d'environ 800 à 1.000 livres sterling par an pour la mer du Nord.

Résultats obtenus. — Plusieurs milliers de consultations sont chaque année distribués ainsi sur le *Dogger Bank.*

En 1889, la Société hospitalisa à bord 112 malades et distribua 8.257 consultations. Nous trouvons quelques détails pour les 3 premiers mois de 1895. La Société utilisa cette année là trois *hospital vessels.*

Dès le premier trimestre,
l'*Albert* donna 688 consultations et hospitalisa 17 malades.

Queen-Victoria	300	—	—	12	—
Clulow	— 305	—	—	15	—

Le nombre total des cas soignés ou des consultations données pendant l'année 1895 est de 10.609.

1897	—	12.549.
1898	—	11.085.

HOLLANDE

La Hollande (1), en dehors des deux avisos et du brick, qui coopèrent à la surveillance de la pêche

---

(1) Nous extrayons ces détails du rapport (1899) du Dr Glérant, médecin de 2me classe de la marine, médecin-major de l'Ibis (Station de la Manche et de la Mer du Nord).

pendant la saison du hareng, a envoyé cette année dans la mer du Nord un bateau église-hôpital *L'Espérance (Hôpital-Kerkschip « de Hoop »)*. Le prix d'achat et les frais d'entretien de ce bâtiment ont été pris à charge par une association privée, semblable à celle qui existe en France sous le nom d'*Œuvres de Mer*, et qui possédait déjà dans les ports de Hollande plusieurs *Maisons du Marin*.

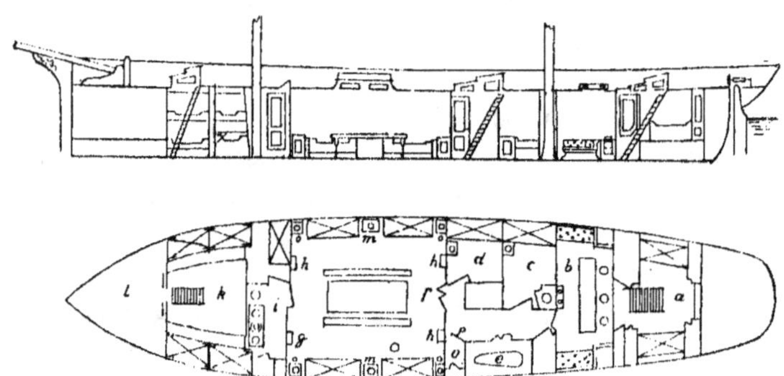

a. Cabine commune au capitaine et au second; *b.* Carré du médecin et du pasteur; *c.* Cabine du pasteur; *d.* Cabine du médecin; *e.* Salle de bains; *f.* Hôpital; *g h.* Armoires à médicaments; *i.* Cuisine et couchettes du cuisinier; *k.* Poste de l'équipage; *l.* Soute à filins; *m.* Toilette; *o.* Tablette; *p.* Bouteilles.

Le but de cette Société est d'adoucir le sort des pêcheurs de la mer du Nord en leur apportant des conseils au point de vue de la religion et des secours médicaux et chirurgicaux, ainsi qu'en répandant, parmi eux une littérature saine et morale.

L'Espérance a 26ᵐ50 de longueur, sur 6 m. de

largeur et 7m50 de creux. Son tirant d'eau à l'arrière est de 2m80. Elle jauge 126 tonnes brut. C'est une ancienne goélette de pêche, à voiles latines. Comme marque distinctive, elle porte au grand mât un guidon bleu avec les trois lettres : H. K. S. *(Hopital-Kerkschip)*, marquées en blanc et le pavillon hollandais à la partie supérieure et interne.

Le pont vaste et dégagé comprend 4 panneaux et 2 claires-voies. Celles-ci correspondent, l'une au carré du médecin et du pasteur, l'autre à l'hôpital. Par le panneau-arrière on accède aux cabines du capitaine et du second, par le panneau-avant au poste de l'équipage ; des panneaux intermédiaires, l'un est destiné au service de la cuisine, l'autre communique avec l'échelle, qui mène à l'hôpital et aux logements du médecin et du pasteur. Par cette échelle on tombe dans un couloir donnant à tribord sur les cabines du médecin et du pasteur, aérées par le panneau de l'échelle et éclairées par un hublot de pont. A bâbord se trouve une salle de bains. A l'extrémité-arrière du couloir est situé le carré.

L'extrémité-avant communique avec l'hôpital, vaste salle de 6 mètres de longueur et de 2 mètres de hauteur, comprenant, au milieu, une table avec des bancs à dossier et de chaque bord deux lits en fer, séparés par une toilette, à la tête de chaque lit se trouve une petite tablette pour y déposer les médicaments et les aliments des malades. Deux hamacs peuvent être accrochés en cas de besoin. Quatre armoires fixées sur les côtés des cloisons avant et arrière de l'hôpital renferment les médicaments et le matériel chirurgical. Un cadre destiné au transbordement des malades est fixé aux barreaux du pont. Enfin un harmonium se trouve dans la salle. Celle-ci est très bien éclairée par une claire-voie.

A l'avant de l'hôpital et communiquant avec lui, se trouve un compartiment comprenant la cuisine à bâbord, et la couchette du cuisinier à tribord.

L'Espérance peut renfermer dans ses caisses huit mille litres d'eau douce. Le bâtiment est monté par treize hommes : le capitaine, le second et le maître d'équipage, le médecin, le pasteur, un infirmier, un cuisinier et six matelots.

Nous ferons remarquer que l'on accède à la cuisine par l'hôpital. Il y a bien une ouverture pratiquée dans le pont, qui permet de faire passer les objets, mais les odeurs de la cuisine et la fumée doivent fréquemment pénétrer dans la salle. Il eût été préférable de l'installer sur le pont.

L'Espérance a pris la mer le 20 juin, faisant route pour les Shetlands où les pêcheurs se livraient, à cette époque, à la pêche aux harengs. Depuis cette époque jusqu'au 28 août, jour où l'*Ibis* l'a visitée dans le port de Leith, sa croisière au milieu des pêcheurs a été interrompue par quatre relâches : la première à Aberdeen, la deuxième à Leith, la troisième à Amsterdam, la quatrième à Leith.

Pendant ces deux mois, 11 pêcheurs ont été hospitalisés à bord pour les affections suivantes : Fièvre typhoïde, 2. Pleurésie sèche, 3. Abcès au cou, 1. Tuberculose pulmonaire, 2. Rhumatisme articulaire, 2. Néoplasme de l'estomac, 1.

En outre, 62 pêcheurs sont venus se faire panser ou demander des médicaments à bord.

FRANCE

Le nombre des pêcheurs français de la mer du Nord est d'environ 4.000 pendant la saison de pêche du hareng. Chaque navire de 60 à 90 tonneaux a 18 à 20 hommes d'équipage. Ils vont pêcher jusqu'à 600 milles de leurs ports d'attache et restent absents un mois et plus.

Nous avons vu la fréquence des maladies et des accidents à bord des pêcheurs anglais des mêmes régions, et les besoins multiples auxquels les bateaux-hôpitaux des *Missions to deep sea fishermen* ont eu à remédier. Maladies et accidents sont tout aussi fréquents chez les pêcheurs français. M. le docteur Glérant, médecin major de l'*Ibis*, notre stationnaire dans la mer du Nord, a pu observer souvent des ulcérations, des phlegmons, des panaris, conséquences des piqûres d'hameçons ou d'arêtes de poissons. Les affections *a frigore :* bronchites, amygdalites, entérites, les contusions, les entorses, les fractures, les hernies, la blennorrhagie sont aussi choses ordinaires. Pour remédier à tout cela, les pêcheurs ont leur coffre à médicaments. Mais il y a des cas qui sont au-dessus de leur savoir et de leurs moyens. L'*Ibis* et ses deux annexes, l'*Éperlan* et la *Sardine*, sont bien là et les marins peuvent leur demander assistance. Malheureusement, ces bateaux de l'État sont un peu « le gendarme » pour le pêcheur, qui se mettra difficilement en relations avec leurs capitaines ou patrons. Puis, le consentirait-il, il serait le plus souvent impossible à ces trois bâtiments de lui donner satisfaction. « Le rôle de l'*Ibis* (1), le vaisseau le plus important au point de vue de l'assistance médicale, ne peut guère s'étendre au-delà de celui des deux annexes. L'encombrement du faux pont est tel qu'il n'y a pas de place pour une infirmerie. Il est impossible d'y installer une couchette, et même les malades fébricitants du bord sont évacués sur les hôpitaux de terre. Tout ce que peut faire son médecin, c'est de soigner à leur bord les malades des bateaux qu'il rencontre, et de conduire au port le plus proche un malade grave. »

Il est donc à souhaiter que les œuvres de mer, qui ont si bien réussi sur les bancs de Terre-Neuve et dans les parages d'Islande, envoient bientôt un navire hôpital parmi cette flotille de la mer du Nord, où le nombre d'hommes égale, presque, celui des Islandais et où les besoins sont aussi pressants.

---

(1) Rapport du docteur Glérant.

CHAPITRE II

TERRE-NEUVE

Nous avions pensé tout d'abord à demander pour nos pêcheurs du golfe de Gascogne la même assistance que celle dont jouissent les pêcheurs Anglais et Hollandais de la Mer du Nord et dont pourront bientôt profiter, nous l'espérons du moins, nos marins de nos ports de Flandre ou d'Artois.

Mais nous nous sommes aperçu que ces marins, qui du littoral Breton vont poursuivre le thon sur les côtes d'Espagne ou de Portugal sont des solitaires, et qu'un bateau hôpital pourrait difficilement les rencontrer.

De plus, ils restent peu de temps en mer. La vente de leur poisson les oblige à rallier la terre au bout de 6 à 7 jours.

Quant aux longs-courriers, il est évident que nous ne pouvons songer à leur venir en aide, qu'en leur donnant un coffre à médicaments bien conditionné et en mettant leurs capitaines à même de veiller à la santé de leurs hommes et de remédier à leurs accidents et à leurs maladies.

Les pêches de Terre-Neuve et d'Islande nous arrêteront plus longtemps. Là les besoins sont immenses. Tandis que la mortalité dans la marine marchande, prise dans son ensemble, est de 6 à 7 p. 1.000 par an, en moyenne, celle des pêcheurs de Terre-Neuve ou d'Islande est de 13 à 26 p. 1.000 suivant les années en 6 mois de campagne.

En 1897 les 10500 pêcheurs de Terre-Neuve ont perdu 266 hommes par les causes suivantes :

Par naufrage (6 navires naufragés)....	143
Disparus en mer (*Doris* en dérive)......	65
Par maladies............................	58
Total............	266

Cela donne pour mortalité générale en 6 mois, 25 p. 1.000.

En 1897 voici les pertes subies en Islande sur 3.718 pêcheurs :

Accidents de mer :	Naufrages..........	73
»	Pertes individuelles.	7
Par maladie............................		6
	Total....	86

Ce qui fait une mortalité de 23 p. 1.000.

Comparons ces pertes à celles que subissent les armées pendant un combat. Prenons par exemple, les batailles de Magenta et de Solférino, qui furent des plus meurtrières de ce siècle. D'après M. le médecin-inspecteur Morache, nous avons eu comme tués :

A Magenta..................	12 p. 1.000
A Solférino	13 p. 1.000

On peut donc dire que chaque année nos pêcheurs qui vont naviguer sur les grands bancs de Terre-Neuve ou sur les côtes d'Islande, courent les risques de deux grandes batailles rangées.

Or, il nous est possible de diminuer cette effrayante mortalité, nous avons vu qu'à Terre-Neuve, en 1897, sur 266 morts, 58 ont eu la maladie pour cause ; en Islande, sur 86 morts, 6 sont morts de diverses affections (et cette année 1897 a été, en Islande, exceptionnellement bonne au point de vue de la morbidité, comme nous le verrons plus tard).

Il sera donc intéressant d'étudier les divers moyens mis en œuvre, pour améliorer l'état sanitaire de ces marins, pour lutter contre l'alcoolisme, agent des plus importants dans la mortalité par maladie et aussi, comme nous le dira M. le commandant Houette, la cause fréquente de ces naufrages où vingt, trente hommes sont engloutis dans les flots.

Nous scindons l'étude des pêcheurs de Terre-Neuve et de ceux d'Islande pour plusieurs raisons. L'éloignement de ces deux champs de pêche nécessite d'abord deux centres bien distincts de secours, mais surtout le voisinage de notre colonie de Saint-Pierre et Miquelon et du French shore communique aux pêches de Terre-Neuve un caractère très particulier, très complexe, exigeant un chapitre distinct.

« Depuis 1536 (1), époque à laquelle la France fit son premier armement pour *Terre-Neuve*, le nombre

______

(1) Nous avons emprunté ces détails au travail du docteur Gazeau sur *Les Pêcheurs de Terre-Neuve*.

des pêcheurs n'a fait qu'augmenter malgré les interruptions fréquentes et les difficultés nombreuses. Moins de quarante ans après, il y avait 150 navires. De 1786 à 1790 on en comptait annuellement plus de 570 avec 11.000 hommes ; c'était le résultat de la paix de 1783. A partir de 1792, la pêche à la morue décline jusqu'au traité d'Amiens, qui la remet sur son ancien pied. Dans la seconde moitié de ce siècle, le chiffre de 11.000 pêcheurs a été atteint avec plus de 600 navires. Puis survint une décroissance sensible et, depuis quelques années, les armements semblent augmenter de nouveau. Actuellement on compte une moyenne annuelle de 8 à 10.000 pêcheurs, dont une minime fraction est fournie par notre petite colonie de Saint-Pierre et Miquelon. »

C'est en Normandie et en Bretagne que s'arment les goëlettes de pêche de Terre-Neuve ou que se recrute le personnel des navires Saint-Pierrais. Saint-Malo, Saint-Servan, Cancale, Granville, Fécamp, sont les principaux ports d'armement pour cette pêche.

Disons un mot des conditions d'engagement. « Les pêcheurs (1) reçoivent de 400 à 500 fr. d'appointements fixes pour la durée de la saison, plus 4 à 5 francs par mille de morues ou de homards pris dans leur embarcation. La moyenne des « milles » par homme et pour la campagne se traduit par un supplément de 120 fr. A cela il faut ajouter des provisions de poisson salé se

(1) Docteur Gazeau, *Les Pêcheurs de Terre-Neuve*.

composant de flétants, puants, langues de morues, capelans, etc. Chaque pêcheur ou chaque chafaudier peut tirer de ces provisions qu'il vend facilement à son retour au pays, une somme de 100 à 150 francs. Tout le personnel sans exception est autorisé à sécher du capelan.

» Les officiers seconds touchent 100 francs par mois ; les lieutenants, dans les grandes habitations qui comptent jusqu'à 70 hommes, 80 francs. Les ouvriers spécialistes sont payés à peu près sur le même pied que les pêcheurs ; il n'y a que les soudeurs employés dans les homarderies qui reçoivent jusqu'à 1.000 francs et plus pour la saison. Enfin les mousses et les novices, pour la même durée, sont engagés à raison de 100, 80, 60 francs et même moins. »

La moitié des appointements fixes est touchée quinze jours ou trois semaines avant l'appareillage sous le titre d'avances. Ces avances doivent servir au pêcheur pour s'équiper, acheter des tricots de laine, des vêtements imperméables et trop souvent, malheureusement, à passer les dernières semaines à terre dans une ivresse continuelle. Le docteur Gazeau reproche aux armateurs d'augmenter ces avances comme moyen de se disputer les meilleurs pêcheurs et marins au lieu d'augmenter leur salaire. Ces avances sont gaspillées dans les cabarets et à son retour de la campagne, le pêcheur se trouve sans ressources pour passer l'hiver. Il en est certes fréquemment ainsi, mais souvent l'armateur avance des sommes supérieures à la moitié de ses appointements à un père de famille qui ne veut pas la laisser sans

ressources pendant toute son absence. L'on nous dira
que les armateurs peuvent distinguer ces derniers de
ceux qui gaspilleront leur argent dans toutes les
auberges du pays. C'est bien difficile d'arriver à
connaître les centaines d'hommes que l'on embarque.
Enfin ce serait procéder par mesures d'exception, fondées
sur le jugement personnel de l'armateur et il y aurait
beaucoup d'inconvénients. Pourquoi les marins pêcheurs
ne pourraient-ils pas, comme leurs collègues de l'État
ou du long-cours, déléguer leurs familles pour recevoir
tout ou partie de leur solde pendant leur absence.
Ainsi le pain de la maisonnée serait assuré pendant toute
la campagne. Le père, au départ, n'aurait pas la tentation
d'aller dépenser ses avances considérables en deux ou
trois semaines d'orgie avec les camarades, comme cela
arrive trop souvent.

Avant de finir cette question des engagements, nous
tenons à exprimer le souhait que les marins et les
pêcheurs, avant d'être acceptés par le capitaine ou
l'armateur, soient soumis à une visite médicale permet-
tant d'éliminer ceux qui ne pourraient, sans dangers
sérieux, effectuer la campagne. Tels les tuberculeux,
car il est un fait d'observation, bien noté par MM. les
docteurs Martine et Gazeau, l'arrivée à Terre-Neuve
pour un bacillaire est l'occasion fatale d'un réveil aigu
de la maladie ; et tous les ans, on voit mourir, dès les
premières semaines, des jeunes gens partis en bonne
santé apparente, mais ayant déjà un début de tuberculose. « Les entrées à l'hôpital de Saint-Pierre, à l'arrivée des goélettes de France, en font foi. Si les bâtiments

de guerre en présentent moins de cas, cela tient à ce qu'ils arrivent sur les côtes de Terre-Neuve un mois plus tard, alors que la température est relativement douce, mais toujours soumise à de brusques changements, et surtout à ce qu'une élimination sévère a exclu de l'équipage, à l'embarquement, tous les hommes suspects. Mais si un seul a passé inaperçu, on peut être certain, que le réveil ou la première manifestation ne tardera pas. Nous en avons fait l'expérience deux années de suite. » (Docteur Gazeau)

Toutes les grandes compagnies de navigation, avant d'embarquer un homme, le soumettent à une visite médicale. Les armateurs des grandes pêches y trouveraient également profit. Ils épargneraient ainsi, au moins la moitié des frais annuels d'hospitalisation, et sauvegarderaient la vie de bien des hommes.

« Permettre d'embarquer à un tuberculeux, un cachectique, un diarrhéique, un homme atteint de hernie irréductible ou d'ulcères variqueux, c'est à tous les points de vue faire une mauvaise affaire pour les marins, comme pour l'armateur. » (Docteur Dubois-Saint-Sévrin).

Sur ces dix mille marins qui, chaque printemps, quittent nos côtes de Bretagne et de Normandie, cinq mille environ doivent armer les deux cents goëlettes Saint-Pierraises. Avec les cinq cents graviers qui, doivent travailler la morue à terre, ils s'entassent pour le voyage sur les longs courriers ou les banquiers qui s'arrêteront à Saint-Pierre pour se munir de boëtte. On peut se figurer l'entassement, la

malpropreté, le désordre, la mauvaise alimentation
(allant parfois jusqu'à la famine, quand les voiliers
subissent un retard imprévu) qui régnent à bord
de ces transports d'occasion. On chercha à améliorer
ce voyage, autant peut-être pour assurer la régularité du service, en vue des graves intérêts commer-
ciaux en jeu, qu'en considération des intérêts hygiéniques. Des traversées rapides, effectuées par des vapeurs
partant à date fixe, devaient d'obtenir ce résultat.

En 1894, les vapeurs *Olbia* et *Charles-Martel* eurent
à transporter 2.935 hommes. A bord de l'*Olbia*, le pain
manqua au dixième jour de la traversée qui en a duré
treize ; on dût nourrir les passagers avec des pommes de
terre qui composaient le chargement. Sur le *Charles-
Martel*, le manque de vivres força le capitaine à relâ-
cher à la Horta (Açores). L'entassement des passagers,
l'absence de surveillance, l'oubli des mesures les plus
élémentaires amenèrent des actes d'indiscipline et des
scènes d'intempérance profondément regrettables, mu-
tinerie, pillage de la cambuse, insultes au capitaine,
etc. Si bien que le Ministère de la marine dut prendre
des mesures sévères. La dépêche du 27 avril 1894 limita
le nombre des passagers d'après l'importance du
navire, et elle assura l'embarquement des provisions
en rapport avec la durée du voyage, et les aléas
d'une traversée aussi longue. En 1895, le *Château-
Laffitte*, la *Britannia* et même plusieurs voiliers
firent la traversée dans de meilleures conditions que
l'année précédente. En 1896, le *Château-Laffitte* et la
Burgondia transportèrent la troupe des pêcheurs,

destinés à monter les navires de la colonie, sans qu'on ait eu le moindre reproche à faire. En 1897, le *Notre-Dame du Salut* embarqua à Saint-Malo, 1.200 marins le 22 mars et les débarqua tous sains et saufs le 4 avril, à Saint-Pierre. Le *Château-Laffitte* avec un nombre aussi considérable de passagers arriva à ce port le 2 avril dans des conditions excellentes. Les voiliers mirent une moyenne de quarante jours pour traverser l'Océan. Plût à Dieu que tous y eussent réussi. La *Mésange* qui portait 55 hommes se perdit corps et biens. Le *Vaillant*, monté par 12 hommes, abordé par une banquise coule, entraînant presque tout son équipage, huit marins seulement se sauvent. De ces huit, un est mort à l'hôpital, et on dût amputer les jambes à trois autres.

Trois grands vapeurs furent affrétés en 1898. *Le Notre-Dame du Salut* ouvre la marche le 22 mars ; la *Britannia* part le 23 et le *Château-Laffitte* le 24. Les deux premiers ont mis chacun neuf jours de Saint-Malo à Saint-Pierre, le troisième huit jours, et tous les trois avec un ordre parfait et sans qu'on ait rien à redire sur la santé à bord.

On ne peut pas en dire autant de tous les voiliers qui eurent à accomplir la même mission. « L'histoire de l'un d'entre eux, dit le docteur Dubois Saint-Sévrin, rappelle la fameuse traite des noirs, pour lesquels armateurs et capitaines montraient cependant plus de sollicitude, chaque homme représentant une valeur vénale, et chaque décès se chiffrant par une perte sèche. Pendant toute la traversée, les graviers ont été séquestrés dans le faux-pont, panneaux condamnés, sans avoir la possibilité de monter sur le pont, même pour aller à la poulaine. Ils sont arrivés à St-Pierre couchés sur leurs excréments, 17 atteints de fièvre typhoïde dont 5 sont morts.

» Voilà les faits que chacun raconte à St-Pierre. »

Il est donc évident que pour cette longue traversée de l'Océan, il faut des vaisseaux rapides spécialement aménagés dans ce but. Les voiliers sont de mauvais paquebots d'occasion et lorsqu'on n'a pas eu à déplorer des catastrophes, comme celles de la *Mésange* et du *Vaillant*, il est bien rare que l'on puisse être absolument satisfait de l'hygiène du bord. Aussi est-il à désirer que la circulaire du 27 avril 1894, limitant le nombre des passagers, reçoive son entière exécution, et qu'on applique les autres réglements ayant rapport aux navires transportant des voyageurs. On ne verra plus ainsi un vaisseau, ayant à bord 300 personnes, partir avec le coffre à médicaments qui revient à 20 hommes d'équipage, et tous les navires ayant plus de 100 passagers devront avoir un médecin à leur bord.

Les lieux de pêche. — Voici avril, nos dix mille pêcheurs et marins ont délaissé les humbles chaumières, cachées dans les recoins de la côte Bretonne ou Normande et sont en route pour les grands bancs ou les rivages de Terre-Neuve. Jetons un coup-d'œil sur ces régions où ils vont peiner pendant cinq grands mois. Sur une carte de ces parages nous verrons vers le sud-est de l'île les bancs de Terre-Neuve. Ce sont d'immenses territoires sous-marins séparés par des bras de mer assez étroits. « Le plus grand, nommé au reste Grand banc de Terre-Neuve, affecte la forme d'un triangle équilatéral ayant son sommet tourné vers l'Amérique et sa base vers l'Europe, et dont les côtés ont environ 270 miles de long, soit 500 kilomètres. Sa surface est à peu près celle de Terre-Neuve ou, pour prendre une comparaison en Europe, celle de l'Irlande.

» Cette île sous-marine repose sur les parties les plus profondes de l'Atlantique, et si l'on admettait par la pensée que la mer puisse s'assécher, on trouverait un immense plateau très escarpé, plus élevé que les hautes montagnes de l'Europe au-dessus de leurs vallées, et dont les roches Virgin constitueraient la cime.

» Ce plateau est recouvert de 60 à 100 mètres d'eau et les roches de 7 à 8 mètres à peine.....

» A l'ouest du Grand banc il s'en trouve d'autres moins importants : le banc à Vert, le banc de Saint-Pierre, le Banquereau, la Misaine, l'Artimon, tous offrent un vaste champ d'exploitation aux marins intrépides et courageux, car c'est un métier pénible et dangereux que celui de banquier ! » (1)

Les banquiers, c'est-à-dire les navires qui restent à pêcher sur les Bancs et ne font qu'à de longs intervalles de courtes apparitions à Saint-Pierre, se composent de presque tous les navires de Fécamp et de la majeure partie des goélettes des autres ports français et même de Saint-Pierre. Mais celles-ci ont plus souvent l'occasion

---

(1) Kœnig, Le French Schore (Tour du Monde t. **LX**, p. 371).

de revenir au port déposer leur poisson que celles de la métropole.

Là, chaque navire est muni de six à huit petites embarcations appelées doris et montées par deux hommes qui vont tous les jours à plusieurs milles du navire, élonger ou lever les lignes ; chacune en porte de 2.000 à 2.500 mètres ; ces lignes sont garnies de 2 mètres en 2 mètres d'avançons munis d'un hameçon.

Si le mauvais temps survient pendant ces opérations, les hommes ne peuvent plus regagner leurs navires ; si les brumes intenses de ces régions viennent couvrir les flots, ils les perdent de vue et s'en vont à la dérive. On a compté en 1896, 163 doris égarés.

Pense-t-on à la situation des hommes ainsi perdus au large, trop souvent et malgré les règlements sans vivres, sans eau et sans compas !

Ainsi sur les 163 partis en dérive en 1896, on a eu à déplorer 32 pertes totales.

Nul ne saurait mieux dire les misères des pêcheurs que ceux qui ont partagé leur existence. Un opuscule, dont l'auteur a été lui-même pêcheur de Terre-Neuve, présente une image saisissante de la vie qu'on mène sur le Banc. Nous en donnerons quelques extraits.

Quoique la campagne de ce témoin date de quelques années déjà, et que les choses aient aujourd'hui sensiblement changé, l'auteur aurait peu de modifications à apporter à son récit, s'il recommençait l'épreuve aujourd'hui.

« Après deux jours de marche (1), j'entends dire que nous arrivons sur les lieux de pêche.

» Aussitôt mouillé, on débarque les deux chaloupes. (2) Quatre ou cinq hommes débarquent dans chacune pour aller « élonger » les lignes dans les directions de tribord et de bâbord et le reste demeure pour serrer les voiles. Au bout de deux heures. les uns et les autres ont fini leur tâche : on soupe et tout le monde va se coucher, sauf l'homme de quart, unique désormais, qui en réveillera un autre deux heures après, et ainsi de suite jusqu'au matin.

» Le réveil a lieu, comme toujours désormais, jusqu'à la fin de la campagne, dès la toute première pointe du jour. On se lève d'assez bonne humeur ; les caractères ne sont pas encore aigris, les mains sont intactes ; mais bientôt il ne sera plus de même, à ce qu'on dit. On entend retentir l'appel à la « goutte », et chacun court l'un derrière l'autre vers la dunette où se tient le saleur avec un vase plein d'eau-de-vie. Chacun reçoit son « boujaron » (soit six centilitres), à mesure qu'il arrive. C'est le même « boujaron » qui sert pour tous. Il plonge autant de fois dans le grand vase qu'il y a de rations distribuées.

. . . .

» Aussitôt les chaloupes accostées, six ou sept hommes, avec le maître de pêche, descendent dans

---

(1) *Pêcheurs de Terre-Neuve.* (Récit d'un ancien pêcheur).

(2) Aujourd'hui on pêche avec des embarcations plus légères, les doris.

chacune d'elles et s'en vont tirer les lignes. Novice de première année, je n'embarque pas, je ne suis qu'un « chafaudier » : Je dois travailler à l'« étal » ou échafaud ; j'ai été engagé comme « décolleur » ; ma fonction principale consiste à enlever les têtes de morue ; et en attendant qu'on m'en en rapporte, je reste à bord avec l'autre novice, le saleur, le second, le mousse et le capitaine. — Le mousse s'occupe de la cuisine : vous jugez ce que peut être le raffinement des mets préparés, pour une vingtaine d'hommes, par un enfant de douze à quinze ans.

» Les chaloupes reviennent. Je me penche sur la « lisse » pour voir les produits de la pêche, et j'aperçois des poissons tout à fait différents de ce que je m'imaginais : ils sont ronds et non plats comme la morue que j'avais vue ou mangée. Il n'y en avait guère plus de deux cents, — pêche insuffisante et qui nous obligera à changer de mouillage. On me fait embrasser la première envoyée sur le pont.

» Bientôt les chaloupes sont désarmées, les hommes remontent. On déjeûne assis en rond autour de la gamelle, où chacun à son tour plonge sa cuillère, et à l'ouvrage !

» Cet ouvrage consiste d'abord, pour tous, à ébrouailler les morues. Ébrouailler signifie enlever les intestins en mettant de côté les langues — qui sont, de par l'usage, destinées à être partagées par les hommes à la fin de la campagne — et les foies, dont on fait de l'huile. Chaque morue ébrouaillée est jetée dans un parc rectangulaire construit vers le milieu du pont.

» Je vais enfin connaître ce travail de décolleur dont on m'a tant parlé depuis que je suis embarqué. Je monte dans le parc « pelleté » et botté pour la circonstance, c'est à dire qu'outre le « cirage » nécessaire aux plus beaux jours de pluie, je suis sanglé dans un grand tablier de toile à voile, fortement goudronné, qui n'est nullement de trop. Me voici debout au milieu du poisson gluant, sanguinolent, que le roulis fait passer et repasser à travers mes jambes. Il suffit de prendre chaque morue de la main gauche, et de la main droite, avec un couteau piqué près de moi, dans l'établi, de faire une légère entaille de chaque côté, sous la mâchoire, et, après avoir repiqué le couteau, de porter le pouce au fond de l'ouverture qui résulte de l'ébrouillage, puis de renverser, au-dessous de l'établi, la tête du poisson ainsi maintenu sur le dos, et de pousser des deux mains, de façon à l'arracher proprement, c'est à-dire en y laissant le moins de chair possible. Cela n'est pas bien compliqué mais, comme dans tout métier, il y a un coup de main à attraper, et il ne s'acquiert qu'avec une certaine expérience.

. . . .

» Boitter signifie amorcer les hameçons. Chaque pêcheur a au moins cinq cents hameçons, répartis sur cinq cents brasses de ligne (soit plus de 800 mètres), et attachés à la ligne même par des « empêques » ou ficelles d'environ 1m20 de longueur. Quand tout va bien, quand les lignes sont revenues en bon état, ce travail prend de deux à trois heures: mais le plus souvent les lignes ont du « brouillé » c'est-à-dire que, sur des longueurs tout à fait variables, elles sont à l'état de véritables fagots de ronces ou d'épines. Ligne principale, empêques et hameçons sont tordus et emmêlés de telle sorte qu'on ne voit plus du tout par quel bout prendre son ouvrage. Il faut alors détacher ses hameçons, suivre les mille replis des cordes les uns à travers les autres, et, une fois les cordes débrouillées, remplacer les empêques cassées, rattacher les hameçons, les boitter et « lover » les cordes avec précaution dans des paniers. Tout ce travail se fait à moitié plié en deux : Il est facile d'imaginer qu'il n'a rien de récréatif ; quand la séance se prolonge, on éprouve souvent le besoin de se redresser, et, pendant la première pêche, alors que souffle la brise et que tombent les bruines glaciales, même la neige, plus d'un s'arrête pour souffler dans ses doigts engourdis.

» Par un temps calme, relever les lignes est une opération qui ne demande pas d'efforts excessifs. Mais tirer pied par pied d'une profondeur de soixante-dix à cent mètres, la longueur de cordes que j'ai dite, dans une « marée de hale ». c'est-à-dire quand il vente frais, et qu'au poids ordinaire des lignes s'ajoute le remorquage de la chaloupe contre le vent et contre la lame, c'est un travail littéralement exténuant.

» La levée des lignes qui dure quatre heures en moyenne, peut en atteindre de huit à douze en ces jours de dur tirage. Une fois, dans ma seconde année de pêche, la chaloupe dont j'étais, partie à deux heures et demie du matin, ne revint qu'à trois heures du soir.

» J'en ai vu — et j'ai quelquefois été de ceux-là —
qui n'avaient plus la force de remonter sur le navire.
A peine accostés, ceux du bord vous font bien vite passer la « goutte » ou un « pichet » de vin, vraiment
bienfaisant alors, quoiqu'en puissent penser les enne-
mis de l'alcool, car là, on ne connaît plus les bouillons
ni les consommés réconfortants : sans ce verre de vin
ou d'eau-de-vie, jamais on n'aurait le courage d'embarquer le poisson, les lourds paniers de lignes, et
tout l'armement de la chaloupe, ni soi-même surtout. »

. . . .

Si la première pêche avait été dure pour cet apprenti,
la seconde ne le fut pas moins.

« A peine sommes-nous parvenus sur le Banc que nous
tombons sur un groupe de sept ou huit navires à l'ancre.

» Le capitaine juge que le fond doit être bon, puisqu'il
y en a tant qui s'y tiennent. On mouille donc, et on
éloigne les lignes. C'était un vrai fond de morues, en
effet. Le lendemain matin, chaque chaloupe fut obligée
de lever ses lignes, en deux fois, et revient à chaque
tour, chargée à couler. Quatre mille morues sur le
pont ! Du coup je comprends l'utilité des grandes
bottes ; malgré le beau temps, il faut encore revêtir
son cirage : on en a partout, jusqu'au ventre.

» Il n'y a guère que l'extrème-arrière et l'extrème-
avant du navire qui soient à peu près libres. — Après
un déjeuner rapide, je monte dans le parc débordant
de morues ; je n'ai pas à me baisser pour les prendre,
elles m'atteignent à la poitrine. Le moindre roulis
m'emporte avec cette masse gluante. Le capitaine et le

second sont à l'établi : je vais donc décoller pour entretenir deux trancheurs ; heureusement, les deux n'en valent pas un bon, et je réussis à les suivre sans trop de peine en commençant ; mais, vers la fin, on est obligé de me stimuler par quelques volées de coups de bâton. La séance dure un temps infini : entré dans mon parc vers dix heures du matin, il est près de onze heures du soir lorsque j'en sors pour souper. On ne s'est interrompu que pour une collation rapide, et pour absorber quantité de « bonjarons. » Pour ma première journée, me voilà bien sur les dents. Je n'ai plus la force de manger. Depuis le lever, cela fait à peu près vingt-deux heures ! Du reste, je vois des hommes faits qui ont l'air tout aussi exténués que moi, qui n'ai pas dix-sept ans.

» Je gagne péniblement mon grabat, où je goûte un repos tourmenté. L'épouvante de ce travail et des coups qui m'attendent, si je ne le domine, me suit en dormant. Mes deux ou trois heures de repos ne sont qu'un affreux cauchemar. La réalité dépasse donc tout ce qu'on m'avait annoncé.

» Il n'est pas trois heures du matin qu'il faut recommencer. Véritable paquet de douleurs, je me traîne derrière avec les autres afin de boire une gorgée d'eau de feu qui est aussi une gorgée d'oubli. Un matelot me tire à part et me dit : « Il ne faut pas te laisser aller comme cela, mon garçon. Cela ne durera pas, et puis, si cela durait, le navire serait bientôt chargé et la campagne finie. » Il m'est bien égal que le navire charge ou non ; mais je ne suis pas moins

reconnaissant à celui qui vient de me témoigner quelque
pitié. Je descends dans la cale, où il faut remplir les
mannes à boittes, et pour cela, me résoudre à plonger
dans le sel mes mains brûlantes et tout écorchées par
le travail de la veille. Que sera-ce donc dans quelques
jours si cela continue ? La douleur me fait verser des
larmes. Mais j'entends le second qui crie contre ma
nonchalance, et, pris subitement d'un accès de courage
désespéré, je remplis mon office avec rage et j'ai fini
très vite.

» Les chaloupes sont revenues moins chargées. Trois
mille morues seulement ; mais c'est encore beaucoup
trop pour moi. — On s'y prend mieux que la veille ; le
travail s'expédie avec plus de rapidité. Cependant mes
forces diminuent. Par moments je ne peux plus suffire
à ma tâche. Je sens mes tempes se gonfler et mes
oreilles bourdonner ; mais derrière mon dos on agite
le bâton — un manche de piquois, gros comme le
poignet — afin, comme on dit : « de me donner de
l'huile de bras ». Un instant, je me bute, n'en pouvant
plus. Les coups me font demander grâce. On rit de mes
cris en les imitant. « Tiens, attrape, rosse, *feignant !* Je
parie qu'il va appeler sa mère, l'imbécile. » Je vois
rouge rien qu'à vous raconter ces scènes.

» Mais je ne devais pas espérer d'échapper à ma
fonction. « Marche ou crève » est le mot qui se dit là et
qui se vérifie. Tout juste, l'année précédente, non avec
le même capitaine, mais sur le même navire, mon
prédécesseur comme décolleur — un jeune homme
de vingt ans — avait été encore roué de coups la veille

de sa mort, et, le matin même, comme il s'était déclaré incapable de se lever, le second du bord était venu dans le poste de l'équipage et lui avait asséné, dans son lit, plusieurs coups de botte dans le ventre. « Frappez plus fort, suppliait le malheureux. Tuez-moi tout de suite, je ne demande plus autre chose. » Enfin, on le laissa. Lorsque les chaloupes revinrent, il était mort.

» Pendant près d'une semaine, la pêche donna assez; les journées me parurent longues et lourdes. Je n'en ai cependant gardé qu'un souvenir vague. Je vécus comme anesthésié par la douleur et l'alcool. En temps de pêche normale, on boit en moyenne chaque jour : un litre de cidre, un demi-litre de vin et un quart de litre d'eau-de-vie; pour le vin et l'eau-de-vie, tout au moins, on augmente les rations dans la proportion de l'ouvrage. La limite est dans la capacité de chacun ; il faut arriver à ne plus sentir son mal, tout en gardant la faculté d'accomplir sa tâche.

. . . .

» Pour moi comme pour tous, le moment le plus pénible était celui du lever. Échauffé par le travail ou par les boissons, on se traîne encore. Mais reprendre son chemin de croix après un court sommeil, pendant lequel vous n'avez guère eu le temps que de vous dégriser et, tout au plus, de rafraîchir votre capacité de souffrir, cela est horrible. A ce moment là, j'ai vu de vieux matelots pleurer de misère. De leurs mains toutes déchirées, toutes pantelantes, ils ne pouvaient même pas arriver à se boutonner. Leur premier soin, en arrivant sur le pont, était de les plonger dans l'eau

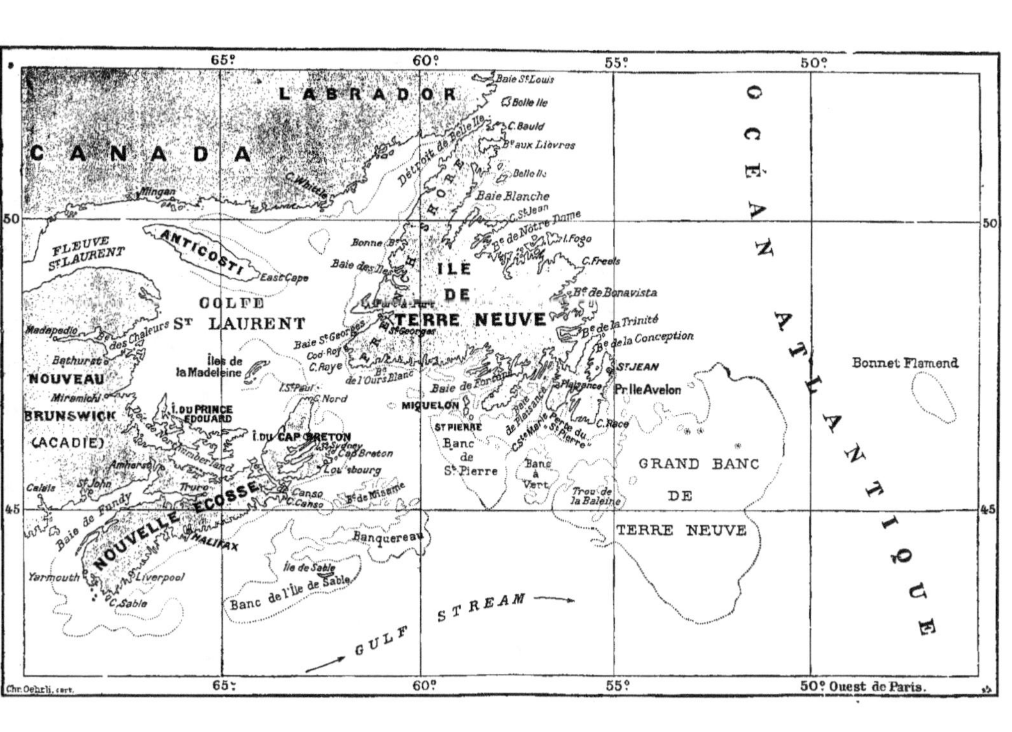

65°
60°
55°
50°
LABRADOR
Baie St Louis
Belle Ile
C. Bauld
B. aux Lièvres
Belle Is.
CANADA
C. Whittle
Mingan
Détroit de Belle Ile
Baie Blanche
C. St Jean
50
50
Bie de Nôtre Dame
I. Fogo
FLEUVE St LAURENT
ANTICOSTI
East Cape
Bonne B.
GOLFE St LAURENT
Baie des Iles
ÎLE DE
TERRE NEUVE
C. Freels
Bie de Bonavista
Baie St George
St Georges
Bie de la Trinité
Bie de la Conception
Madepedia
B. des Chaleurs
Cod Roy
C. Raye
Bonnet Flamend
Bathurst
Îles de la Madeleine
B. de l'Ours Blanc
St JEAN
NOUVEAU
Miramichi
I. St Paul
Pr. Ile Avelon
I. DU PRINCE EDOUARD
C. Nord
Baie de Fortune
BRUNSWICK
MIQUELON
Plaisance
(ACADIE)
I. DU CAP BRETON
Sydney
C. Race
Cumberland
Cap Breton
St PIERRE
C. Ste Marie
Pte du St Pierre
Amherst
Louisbourg
Banc de St Pierre
Banc à Vert
GRAND BANC
Calais
St John
Truro
C. Canso
Canso
B. de Misame
Trou de la Baleine
DE
Baie de Fundy
NOUVELLE ECOSSE
45
45
HALIFAX
Banquereau
TERRE NEUVE
Yarmouth
Liverpool
Île de Sable
C. Sable
Banc de l'Île de Sable
GULF STREAM
GULF STREAM
O C É A N   A T L A N T I Q U E
Chr. Oehrli, cart.
65°
60°
55°
50° Ouest de Paris.

pour en calmer la fièvre. Malheur à ceux qui s'embarquent là-dedans, et dont le sang n'est pas pur ! La moindre écorchure, la moindre piqûre devient une plaie qui s'élargit sans cesse et s'approfondit jusqu'aux os. Et comme on se pique tous les jours, les mains finissent par passer tout au vif comme des entrailles fraîchement arrachées. »

Nous ajouterons, en terminant, que les navires de pêche actuels étant plus grands que ceux employés à l'époque où ces impressions ont été écrites, sont beaucoup mieux aménagés ; les armateurs font les efforts les plus louables pour améliorer le sort des équipages, par l'agrandissement des postes où ils logent ; sur plusieurs bateaux, on embarque des animaux vivants destinés à la consommation. Tous les nouveaux navires emmagasinent l'eau dans des caisses en tôle, et ont abandonné l'usage des nauséabondes futailles ; mais il reste encore beaucoup à faire.

La pêche à Saint-Pierre et Miquelon

Les îles Saint-Pierre et Miquelon sont situées dans l'Océan Atlantique, à six lieues environ de la côte méridionale de l'île de Terre-Neuve et à la distance approximative du port de Brest de 37.000 kilomètres. L'île Saint-Pierre, la capitale de la colonie, est longue de 7 kilomètres, large de 6 environ. L'île Miquelon se divise en deux parties, la grande et la petite, celle-ci plus communément appelée Langlade. Ces deux parties sont reliées l'une à l'autre par une dune de sable, longue de 10 kilomètres. L'île Langlade n'est séparée de l'île Saint-Pierre que par un petit bras de mer large d'environ une lieue. Dans toute la colonie, il n'y a que Saint-Pierre dont la rade puisse abriter les grands navires venant d'Amérique ou d'Europe. Elle est protégée par l'Ile aux Chiens qui ferme à l'est cette baie. La petite pêche s'exerce dans des canots, autour de ces îles. Ils apportent leur capture à Saint-Pierre et spécialement à l'Ile aux Chiens où sont les établissements qui préparent la morue. Ce travail est fait par les graviers venus de France dès le commencement de la saison.

Les graviers sont des jeunes gens de 16 à 18 ans, pour la plupart originaires des Côtes-du-Nord. Ils sont au nombre de 600 environ. Leurs fonctions sont extrêmement pénibles et ne comptent guère d'interruption. Pendant neuf mois de l'année, ils sont à la besogne, fournissant jusqu'à dix-huit heures par jour, ne reposant jamais. Pour eux il n'y a ni fêtes, ni dimanches. Et cette somme énorme de travail leur vaut au plus 120 francs par campagne. « Ces malheureux, dit le docteur Dubois Saint-Sevrin, offrent le spectacle de la misère la plus profonde et sont souvent réduits à mendier pour se procurer des vêtements à leur arrivée à la colonie. » (1) On les a engagés pour sécher la morue sur les champs de graves ou galets, mais, et c'est là un abus criant, l'employeur en dispose absolument à son gré une fois rendus à destination ; et les jours où la

---

(1) Docteur Dubois Saint-Sevrin. Thèse de doctorat. Bordeaux, 1886 .

morue chôme, il les utilise ailleurs. Le docteur Gazeau
a pu voir un gravier, engagé comme tel, et touchant les
primes à ce titre, qui était employé dans un débit
de boissons. Si on ne les paie pas cher, on les nourrit
du moins, mais quelle nourriture! Il nous souvient
d'une chanson de Théodore Botrel, elle a le mérite de
peindre sur le vif la situation de ces malheureux
enfants.

> — Mais pour ranimer vos forc's abattues,
> Pauvres p'tits « graviers », dit's, que mangez-vous ?
> — On nous fait bouillir des têtes de morues...
> Mais ça n' remplace pas un' bonne' soupe aux choux !
>
> — Quand nul ne vous aime et ne vous écoute,
> Pauvres p'tits « graviers », comment vivez-vous ?
> — Nous buvons, d'un coup, quéqu's boujarons d'gouttes,
> Et on se croit heureux lorsque l'on est soûl...

Aussi ces jeunes gens, intoxiqués par l'alcool, mal
nourris, mal vêtus, plusieurs d'entre eux adonnés
à des pratiques vicieuses, fatigués par une traversée,
qu'ils ont accomplie, entassés les uns sur les autres,
arrivant au dégel dans un pays humide, où la température se tient aux environs de 0°, sont-ils exposés
à toutes les infections et en particulier à la fièvre
typhoïde et à la tuberculose.

Sur le French Shore

On dénomme ainsi toute la partie de la côte de l'île
de Terre-Neuve, où des traités nous concèdent le droit
de pêche, encore que les journaux terre-neuviens, qui

nous sont notoirement hostiles, la désignent plutôt par l'expression *so called French shore,* la soi-disant côte Française.

Le *French Shore* s'étend depuis le cap Raye, au Sud-Ouest, jusqu'au Nord, et redescend à l'Est jusqu'au cap Saint-Jean, en passant par le cap Normand. « Le climat est dur (1) : jusqu'au mois de mai, la terre est couverte de glace et de neige. La côte est bloquée pendant tout l'hiver par la banquise... Du mois de mai à la fin de juin, le temps se radoucit, la banquise disparaît, emportée vers le Sud ; les neiges fondent, sauf sur les montagnes ou dans les coins exposés au Nord, la température oscille entre 0° et + 10°. L'été ne dure que de la fin de juin à la fin d'août. Il fait alors quelquefois réellement chaud ; le thermomètre peut monter accidentellement à 20° ou 25°, mais la chaleur ne dure jamais longtemps ; un coup de vent de Sud-Est ou de Sud-Ouest a bien vite ramené la brume ou la pluie...

» En octobre la mer recommence à glacer dans les criques ou le fond des baies, C'est l'époque à laquelle nos pêcheurs quittent le pays. »

La pêche française se trouve actuellement localisée dans un petit nombre de places, échelonnées le long du French Shore, à une certaine distance les unes des autres. Ces places sont surtout : l'Île Rouge, le Vieux port-au-Choix, Bonne-Baie-de-Saint-Jean, sur la côte Ouest ; Saint-Julien, les Grandes Hettes, sur la côte Est.

Le French Shore, surtout la côte Ouest, a été autrefois

---

(1) Viator, le *French Shore* (*Cosmos*, t. XXVII, p. 107).

très fréquenté. On l'abandonne maintenant de plus en plus pour la pêche sur les grands Bancs. On peut y rencontrer encore quatre cents hommes. Deux cents environ sont amenés par des goëlettes de Saint-Malo, Fécamp, Granville. L'autre moitié monte les wharys armés par les industriels de la colonie. Tous sont installés à terre dans les chauffauds.

Le chauffaud se compose d'un grand hall en troncs d'arbre. Il est recouvert d'une toile et on y abrite le sel la « boëtte » et les instruments de pêche.

Autour du chauffaud sont établis le casernement des hommes, simple baraque en bois, dans laquelle, tout autour de la cloison, sont installées des couchettes analogues à celles d'un navire-pêcheur,

Le capitaine et le second ont un logis plus confortable. On y trouve un poële, une table, quelques chaises.

L'alcoolisme à terre et sur les Bancs

Sur les Bancs. — Les boissons en usage sur les navires banquiers sont la bière de spruce, le vin et le cidre. La bière de spruce, préparée rapidement avec l'essence de spruce, de provenance canadienne, est une boisson saine et peu coûteuse. Le vin se délivre à la quantité de un quart ou deux par semaine, parfois par jour, suivant la profession et le lieu de pêche. On donne en outre une demi-bouteille ou une bouteille de cidre par jour, suivant les traditions du port d'armement. Un autre breuvage, et celui-ci est donné partout et à tous avec la même abondance, est l'alcool. Nous ne croyons pas qu'en aucune autre industrie, en aucun autre endroit du monde, on ne donne systématiquement une telle quantité d'alcool. Ce que l'on cherche, c'est un état continuel de demi-ivresse où le pêcheur pourra encore continuer son travail, tout en ne sentant plus ses souffrances.

Le docteur Gazeau, qui a pu juger de visu de la situation, sera le garant de ce que nous rapportons. Sans cette autorité, une personne, non au courant de la vie des grandes pêches, nous taxerait d'exagération.

« Les alcools, dit-il (1), dont on use à Terre-Neuve, sont d'origine allemande et sont achetés par les armateurs, au prix de 60 centimes le litre environ, au titre de 96 degrès. On le ramène à 40 ou 45 degrès, ce qui met le litre à 30 centimes. Des capitaines nous ont assuré qu'ils dédoublaient encore, mais ils oubliaient de dire qu'ils se procuraient ainsi le moyen d'en délivrer davantage en multipliant les gratifications.

» *Officiellement*, il en est délivré plus que de vin, jusqu'à six boujarons, c'est-à-dire 36 centilitres ou un tiers de litre par jour. Et les jours de pêche abondante, de surcroît de travail, une gratification vient faire oublier la fatigue et l'absence de sommeil. Sans compter que ce liquide est à discrétion chez certains pêcheurs Saint-Pierrais, travaillant pour leur compte, qui ne s'approvisionnent pas de vin. Ce sont là les chiffres avoués, mais nous pouvons assurer que, le plus souvent, le pêcheur boit chaque jour bien près de son demi-litre

---

(1) Docteur Gazeau. *Les Pêcheurs de Terre-Neuve.*

d'eau-de-vie. Celui qui travaille le plus est celui qui en absorbe le plus. L'alcool, voyez-vous, nous disait naïvement un capitaine prud'homme et gérant d'une des plus importantes maisons, l'alcool, c'est la boïtte du pêcheur, comme l'encornet est la boïtte de la morue. »

Le premier boujaron est absorbé au réveil à jeun, on le renouvellera tous les trois ou quatre heures. Parfois même quand la morue donne, que l'on ne veut pas perdre de temps, (et à terre c'est la règle, car pendant toute la journée on sera loin de l'habitation) on donne la ration entière qui est bue en un instant, au début même de la journée et avant toute nourriture.

Les mousses et les novices, enfants et jeunes gens de 12 à 20 ans, ne reçoivent, disent les capitaines, leurs boujarons d'eau-de-vie que lorsqu'il fait très froid et que le travail est excessiblement pénible : deux faits qui se rencontrent bien fréquemment à Terre-Neuve. Nous n'avons parlé jusqu'ici que de la ration officielle d'alcool, de celle qui est distribuée par le capitaine du navire au nom de l'armateur.

Il faut ajouter les provisions particulières d'alcool embarquées par chaque homme et (ceci se voyait du moins autrefois), par l'armateur lui-même pour vendre à son équipage.

Ce sont même ces derniers abus qui ont éveillé l'attention des Pouvoirs publics et l'ont fait prendre des mesures pour enrayer ce redoutable fléau.

Le gouvernement interdit d'abord l'embarquement de ces provisions personnelles et cette vente à bord, sous les peines les plus sévères.

L'article 43 du décret du 2 mars 1852 est ainsi conçu :

« L'embarquement des provisions particulières de boissons spiritueuses à bord des bâtiments faisant la pêche de la morue est formellement interdit.

» L'Administration de la marine concertera avec celle des Douanes les mesures à prendre, pour empêcher l'embarquement des spiritueux et même celui des fûts vides propres à en contenir.

» Le Ministre de la marine et des colonies retirera la lettre de commandement, pour un temps dont la décision fixera la durée, à tout capitaine qui aura vendu ou laissé vendre à son bord des boissons spiritueuses.

» Une amende de 500 francs sera encourue par tout armateur qui fera vendre de ces boissons, pour son compte aux équipages de ses navires. »

Il fallait que déjà le mal fût bien grand, et les scandales bien effrayants pour que, malgré les armateurs, on arrivât à prendre des mesures aussi énergiques que celle d'empêcher l'embarquement de fûts vides propres à contenir des spiritueux... et à édicter des peines aussi sévères pour les capitaines et les armateurs, les capitaines surtout !

Eh bien ! malgré les interdictions, malgré la menace d'une répression sévère, les abus continuèrent comme auparavant. On ne nous dira pas que nous sommes de parti pris, que nous nous fondons sur des racontars, nous prendrons, comme témoin, un ministre de la marine lui-même qui, dans une note officielle du commencement de 1862, c'est-à-dire dix ans seulement après le terrible décret du 2 mars, disait en propres termes :

« Dans un rapport, en date du 1er octobre 1862, le chef de service de santé des îles Saint-Pierre et Miquelon signale parmi les pêcheurs une augmentation de cas scorbutiques qu'il attribue à l'abus du tafia délivré sur les fonds de pêche.

» Il y a lieu de penser, par suite, que, les prescriptions de l'article 13 du décret du 2 mars 1852 ont été perdues de vue, et je vous invite à adresser, à qui de droit, les recommandations nécessaires pour en assurer l'exécution.

*Le ministre, secrétaire d'État à la marine
et aux colonies,*
Comte P. de Chasseloup-Laubat.

L'on peut être sûr que, après la circulaire de 1862, il en fut comme après celle de 1852 ; et les pêcheurs de Terre-Neuve continuèrent à absorber les mêmes doses de poison. Si bien que le docteur Gazeau pouvait écrire que, jusqu'en 1896, la ration d'alcool des pêcheurs de Terre-Neuve n'avait jamais été réglementée. En 1896 on rappela encore les dispositions et les peines édictées par le décret du 2 mars 1852 et on fixa la ration journalière à 25 centilitres d'eau-de-vie au maximum.

Des mesures semblables furent appliquées aux navires armés à Saint-Pierre. Il y a une observation à faire sur ce point : On envisage la campagne comme devant commencer le 1er avril et finir le 30 septembre. Or, généralement la pêche ne commence pas avant la dernière semaine d'avril et est terminée à la mi-septembre. Soyons sûrs que l'alcool embarqué pour six mois sera bu, jusqu'à la dernière goutte, en cinq mois et que le capitaine tiendra à honneur de n'en pas remporter à son port d'attache. Nous voilà loin des 25 centilitres réglementaires.

Nous nous sommes étendu un peu longuement sur cette question de l'alcool à bord des bateaux-pêcheurs. L'importance du sujet, le souci de l'avenir moral et physique de ces hommes qui sont toute la population de nos côtes bretonnes et normandes, et aussi de l'avenir de leurs enfants, de la race, de la forte race de nos marins en a été la cause. Que n'avons-nous lieu de nous arrêter aussi longtemps sur la lutte tentée pour remédier à un tel mal ! Nous avons vu les Anglais supprimer presque complètement l'alcoolisme dans la flotte de leurs pêcheurs de la Mer du Nord, nous jetterons tout à l'heure un coup d'œil, un coup d'œil d'envie, sur les pêcheurs américains qui, sur les côtes du Labrador ou au large de Terre-Neuve, viennent montrer leurs goëlettes de pêches, propres, élégantes comme des yatchs de plaisance. A leur bord, pas de distribution d'alcool, même officielle, mais d'abondantes tasses de café ou de thé fumant, qui les aideront à supporter le froid, l'humidité et la fatigue.

Cependant, consolons-nous, on a songé enfin à nos pêcheurs et marins, et les Œuvres de mer ont pris naissance. Sans doute l'action des navires hôpitaux ne peut être qu'une action de persuasion et devrait être surtout une action d'exemple, et pour arriver à un résultat apparent, il faudra beaucoup de temps et d'efforts. **Mais,** en outre de ses bateaux-hôpitaux, la Société a fondé, à Saint-Pierre, une maison de marins, et là, les résultats sont des plus consolants.

Si, en effet, l'alcoolisme règne en maître sur les navires des grands Bancs, il en est est de même, plus encore peut-être, sur les rivages de Saint-Pierre et de Terre-Neuve. Là, dans les chauffauds, on distribue la ration officielle d'alcool de vingt-cinq centilitres, plus une certaine quantité que personne ne peut mesurer ni apprécier. Le docteur Gazeaux a vu, dans certains établissements, des armateurs vendre à leurs hommes des spiritueux, de l'absinthe en particulier, à des prix infimes, tout en réalisant un honnête bénéfice. Et ces « marchands », pour se justifier, affirmaient que partout, cela se passe ainsi.

Mais parlons du port de Saint-Pierre, et esquissons une des soirées de ces trois semaines, où les cinq mille pêcheurs qui vont armer les goëlettes de la colonie, se rencontrent avec les cinq cents graviers et les nombreux banquiers venus chercher la boëtte pour amorcer le poisson.

La petite ville de Saint-Pierre, qui était restée couverte de neige pendant tout l'hiver, s'est réveillée au soleil d'avril. Le grand barachois, où toutes blanches, sous la neige et les glaçons, se pressaient, côte à côte, les goëlettes désarmées, est plein du mouvement des doris et des wharys, circulant d'un navire à l'autre, et du quai au navire. Le soir venu, le grand barachois rentre dans le silence, pendant que s'animent les rues de la petite ville. Les cabarets s'allument, charpentiers, matelots, pêcheurs, graviers, s'entassent sur les bancs, criant, chantant et dépensant le reste des avances données au départ par l'armateur. L'alcool n'est pas cher à Saint-Pierre, nous l'avons vu plus haut, et pour 0 fr. 30, un pêcheur peut s'enivrer suffisamment pour ne plus savoir regagner son bord. Aussi les accidents sont-ils nombreux à Saint-Pierre et le proverbe dit que le barachois noye plus de marins que les bancs de Terre-Neuve. C'est un peu exagéré, néanmoins, il ne se passe pas de campagne sans qu'une dizaine d'hommes y trouvent la mort à la suite d'abus alcooliques.

Vers fin avril, toute cette animation diminue, goëlettes et pêcheurs sont partis au *French Shore* ou sur les grands Bancs ; en juin ils reviendront chercher le capelan qui servira d'appât pour la seconde pêche. Enfin, au mois de septembre a lieu le désarmement ; les orgies recommencent de plus belle, on veut fêter la fin des fatigues et le retour prochain au pays. En 1896, on vit, dans l'espace d'une semaine, quatre homme mourir d'alcoolisme aigü. Ils avaient acheté des provisions supplémentaires d'alcool pour le voyage de retour; et, n'ayant pu les embarquer, à cause d'un sage règlement d'administration, ils s'en sont ingurgité jusqu'à rester sur le carreau.

C'est pour remédier à cette épouvantable situation que la Société des Œuvres de mer résolut, dès l'abord, de fonder une *Maison du Marin* à Saint-Pierre. Elle voulait, par elle, éloigner les pêcheurs du cabaret, leur offrir, à la fin de la journée de travail, un endroit où ils puissent se réunir, loin de la tentation de l'alcool, où ils trouveraient jeux, lectures intéressantes, conférences utiles, où ils pourraient écrire à leur famille et en recevoir des nouvelles. Dès le début, elle devait réussir.

Maison du Marin de Saint-Pierre et Miquelon

La Société des Œuvres de mer se constitua vers la fin de 1891, sous la présidence de M. l'amiral Lafont. Les deux premiers articles de ses statuts définissent clairement son but et énumèrent les moyens employés pour l'atteindre.

« Article premier. — La Société des Œuvres de mer a pour objet de porter les secours matériels, médicaux, moraux et religieux aux marins français et des autres nationalités, et plus spécialement à ceux qui se livrent à la grande pêche.

» Article 2. — Pour atteindre ce but, elle se propose d'armer des navires-hôpitaux qui croiseront sur les lieux de pêche aux époques convenables ; chacun d'eux aura un médecin et un aumônier.

» Ces navires, se rendant aux appels des pêcheurs, leur porteront les secours nécessaires et seront consacrés entièrement à leur service.

» Elle pourra fonder des maisons de refuge pour les marins. »

Dès 1895, elle mettait en chantier le bateau-hôpital le *Saint-Pierre* et ouvrait la **Maison des**

Marins de Saint-Pierre et Miquelon. Nous allons étudier dès à présent les heureux résultats de cette institution.

Dès le début on avait soulevé des objections contre

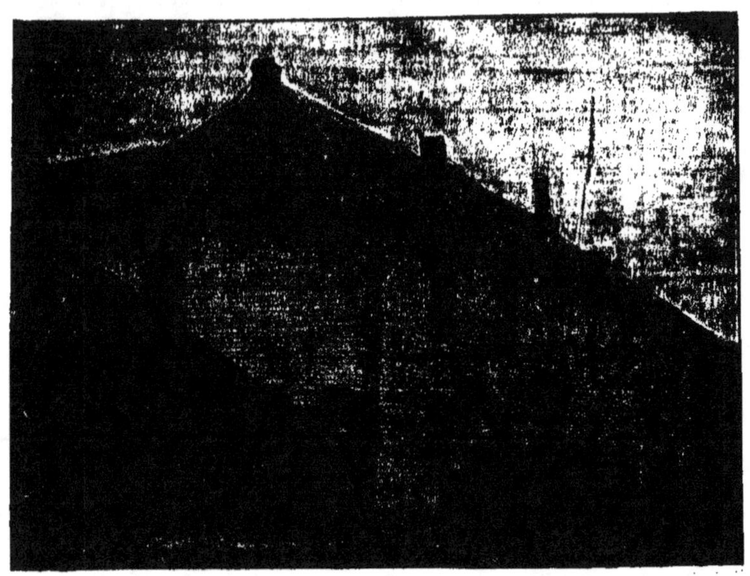

Maison du Marin de Saint-Pierre et Miquelon.

elle. Certains armateurs, craignaient que, pendant la journée, leurs hommes, au lieu de travailler, eussent passé leur temps à jouer et à causer à la *Maison*. Ils mettaient en avant que les marins ne devaient pas descendre à terre. Certes il serait très désirable que ce règlement fût observé, car les occasions d'abrutissement sont nombreuses en ville. Quoi qu'il en soit, le fait est que les marins descendent à terre. Ainsi le veut, paraît-il, la force des choses. Il faut bien, disent-ils, porter le linge chez la blanchisseuse et faire des provisions chez l'armateur, au retour de chaque pêche. C'est donc au moins une soirée à passer en ville. Peut-on trouver mauvais qu'ils viennent, à cette occasion, à la *Maison du Marin*, plutôt que d'aller s'alcooliser dans les cabarets? Au printemps, nous l'avons vu déjà, ils sont là au nombre de 5,000 pendant les trois semaines que dure l'armement, la plupart très occupés pendant le jour, mais le soir au moins, ils ont quelques moments de répit et ils descendent à terre. Puis, n'y a-t-il pas toujours à Saint-Pierre grand nombre de convalescents, et surtout de marins en dérive, recueillis çà et là sur le Banc, et ramenés au port où ils attendent parfois pendant quinze jours et plus le retour de leur navire? N'y a-t-il pas 500 graviers et ouvriers d'habitation qui, au moins le dimanche soir, obtiennent parfois quelques heures de repos?

Exercice 1895. — Nous citerons un extrait du Directeur de la *Maison des Marins:* « Dans les moments les plus ingrats pour les réunions, à des époques où tous les navires et goëlettes étaient en pêche, nous avons obtenu des réunions d'une centaine de pêcheurs. Nous en avons vu jusqu'à soixante alignés ensemble sur nos tables pour écrire des lettres. Mais que de jours nous avons été débordés ! C'était au retour des différentes pêches, par exemple, du 10 au 20 mai, dans

la dernière quinzaine de juin, et tous les mois, attendu
que les 208 goëlettes Saint-Pierraises font six pêches
en moyenne. A la mi-juin, tous les navires reviennent
pour le capelan, même ceux de Fécamp. Aussi nous
a-t-il fallu, de bonne heure, abattre des cloisons pour
agrandir la salle. Notre demeure était véritablement
devenue, pour nos marins, un morceau de la patrie,
un coin du foyer domestique, un centre où les marins
des mêmes paroisses se donnaient rendez-vous. Ils se
sentaient là chez eux, *at home,* et aimaient à y venir
causer du pays, lire les journaux des arrondissements
maritimes, faire leur correspondance. Et, chaque jour,
nous voyions cette assistance se renouveler : les uns
repartaient sur le Banc, d'autres revenaient. Nous ne
croyons pas exagérer en disant que tous les marins, y
compris les capitaines et patrons, sont venus à la
Maison des Marins. »

Voilà les résultats de la première année. Ils suffirent
pour faire éclater les plaintes de tous ceux qui trouvaient leur profit dans l'alcoolisation à haute dose de
nos pêcheurs. « C'est là un éloge, disait l'amiral
Lafont dans sa circulaire de janvier 1896, qui suffirait
à justifier les sacrifices que l'on s'est imposés pour
cette organisation. »

Exercice 1896. — Nombre de visites reçues :

En avril	4.450
En mai	2.579
En juin	3.430
En juillet	2.974
En août	5.057
En septembre	2.895
Et jusqu'au 25 octobre, date de la fermeture	6.621
Total	28.006

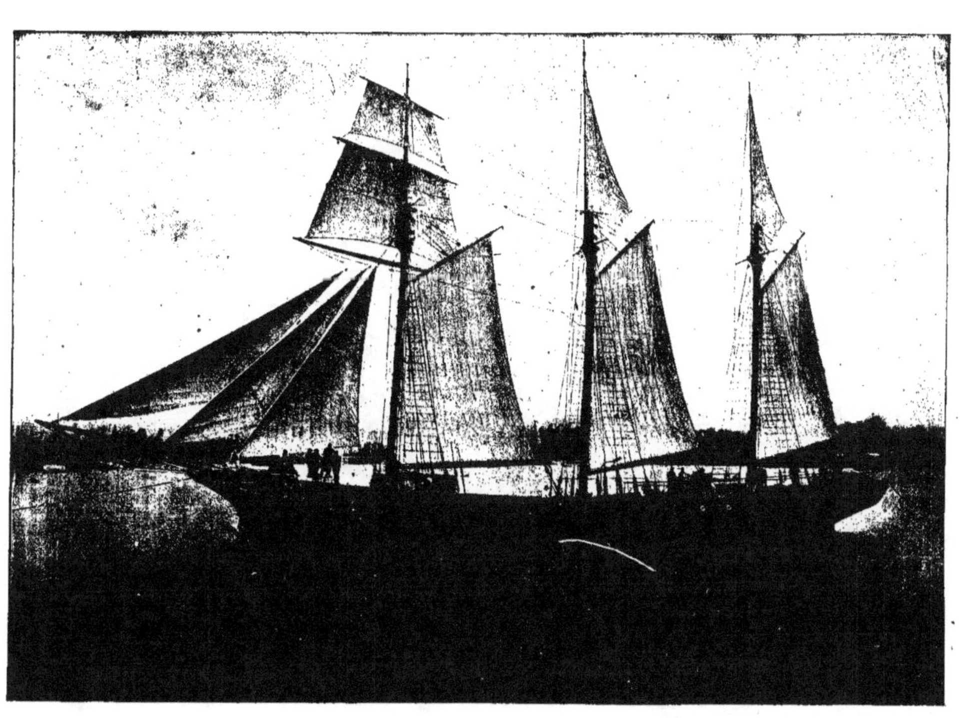

Ce qui fait une moyenne de plus de 122 visites par jour.

On établit une bibliothèque à la Maison du Marin. Les capitaines et les patrons peuvent emporter des livres et des journaux qu'ils remettent à la relâche suivante, en en prenant de nouveaux. L'administration s'efforce d'attirer les nombreux petits graviers qui peinent à Saint-Pierre : elle organise des loteries, des tombolas en leur faveur, et elle réussit parfaitement. Nous citerons la fin du rapport de cette année 1896, il est encourageant, car il montre que les jeunes commencent à comprendre les dangers de l'alcool et à fuir le cabaret. Après avoir exposé les résultats acquis, le rapporteur engage à ne pas trop s'illusionner, à ne pas croire à un changement complet chez tous ces vieux matelots : « ... pour un *boujaron* d'eau de feu, on leur ferait faire tout ce qu'on voudrait. ... L'alcool est la grande plaie du marin pêcheur. Il y aura beaucoup à faire pour le corriger. C'est surtout pour les jeunes générations qu'il y a lieu d'espérer, car ce sont les jeunes gens principalement qui viennent nous trouver, enchantés d'avoir un pied-à-terre pour éviter le cabaret et ses inconvénients. »

A signaler en cette année, l'inauguration, à la *Maison du Marin*, de conférences faites par M. le docteur Labadens, médecin du *Saint-Pierre*. Il traita pendant cette campagne des secours à donner aux noyés.

Exercice 1897. — On a compté 39.167 présences. Le rapporteur fait de nouveau remarquer que les jeunes gens sont les plus nombreux, les plus réguliers.

Exercice 1898. — Dès son ouverture, le 2 avril, les marins y accourent en foule. Du 2 au 30 avril, on compte 7.975 visiteurs, moyenne 275 par jour. Du 2 avril au 5 novembre, date de la fermeture, la maison a reçu 40.568 visites, ce qui fait une moyenne de 195 par jour.

Exercice 1899. — Du 9 avril au 21 octobre, la maison de famille a reçu, en moyenne, plus de deux cents visiteurs par jour. On a pu compter, certains jours, à l'époque de l'armement et du désarmement, 1.000 et même 1.200 hommes. Jamais il n'y en a eu moins de 40.

Aussi a-t-on pu répéter dans tout Saint-Pierre, que l'on n'avait jamais vu si peu d'ivrognes au printemps. D'ailleurs, il est à remarquer que le barachois n'a fait aucune victime en cette année 1899.

SECOURS MÉDICAUX

Nous avons vu quel était l'état de nos pêcheurs de Terre Neuve, leur manière de vivre, les dangers auxquels ils sont exposés. Rapidement nous avons jeté un regard sur les lieux où ils devront vivre pendant une longue et pénible campagne. L'alcoolisme, les moyens mis en œuvre pour y remédier nous ont arrêté un instant. La question des Secours médicaux se pose maintenant pour les trois groupes de pêcheurs, ceux de l'île Saint-Pierre, ceux du *French Shore* et les Banquiers. Nous traiterons successivement ces trois parties car chacun de ces groupes nécessite un mode particulier d'assistance.

Secours médicaux aux navires des grands Bancs

Sur cette grande étendue d'Océan, qui s'appelle les grands Bancs, sont disséminées quatre cents goëlettes, bricks ou trois-mâts. Nous avons dit les conditions défectueuses de leur hygiène, leur dur travail, les accidents, auxquels ils sont exposés. La maladie, les traumatismes sont fréquents à bord, et la mort en est trop souvent la conséquence. Nous avons vu plus haut la statistique effrayante de la mortalité chez les marins des grandes pêches. Nous aurons l'occasion dans les paragraphes suivants d'étudier la morbidité.

Or quels secours médicaux peuvent attendre ces quatre cents navires éloignés de l'hôpital de la colonie par 4 à 5 jours de marche? Le coffre à médicaments... Il est fait pour parer aux légers accidents ou donner les premiers secours en attendant le médecin. D'ailleurs un patron de pêche, un capitaine, n'ont pas et ne peuvent pas avoir les connaissances nécessaires pour soigner un typhique, un pneumonique, ou obvier aux grands traumatismes tels que l'arrachement, l'écrasement d'un membre.

Il y a bien le stationnaire de l'État. Lui a un médecin à son bord et une pharmacie complète. « Or, dit le docteur Gazeau, nous savons, par expérience, qu'un navire de guerre peut croiser sur le banc pendant plusieurs jours, ne rencontrant relativement que fort peu de bateaux. » Et encore ses croisières sont peu nombreuses, il doit se tenir presque constamment sur le *French Shore* où l'appelle son rôle diplomatique et où il doit protéger les droits de nos nationaux. Aussi, lorsqu'une épidémie éclate à bord d'un banquier, celui-ci n'a-t-il d'autre ressource que de faire voiles pour Saint-Pierre. Moyen, dont il ne se décidera à user, que lorsque son personnel disponible sera devenu absolument insuffisant. Ils seront rares les capitaines qui, pour un homme malade, feront perdre à leur armateur et à leur équipage une semaine de pêche.

Une mesure s'imposait donc : la création de bateaux-hôpitaux, ayant à bord un médecin, pouvant hospitaliser les hommes gravement atteints et croisant pendant toute la campagne au milieu de la flotille des pêcheurs, pour y donner leurs soins et prendre à leur bord les blessés et les malades. Ce fut le but principal de la *Société des Œuvres de Mer*. Dès 1895, elle mettait en chantier à Saint-Malo son premier bateau-hôpital le *Saint-Pierre*.

Il fut lancé le 16 mars 1896. Voici quelques détails techniques sur ce premier bateau-hôpital français et sur son aménagement. Car il fut le type de ceux que la *Société des Œuvres de Mer* a fait construire depuis.

Description du navire

Coque et voilure :

Longueur totale.............................	37ᵐ
Longueur de flottaison.......................	33ᵐ
Largeur hors bordage	7ᵐ89
Creux sur quille.............................	4ᵐ
Tirant d'eau moyen armé et lesté.............	3ᵐ
Volume du parallélipipède (tirant d'eau 3ᵐ)......	720ᵐ720
Rapport du volume de carène au parallélipipède..	0ᵐ442
Déplacement du navire lesté et armé............	318ᵐ606
Rectangle du maître-couple...................	53ᵐ28
Surface plongée..............................	16ᵐ30
Rapport de la surface plongée au rectangle	0ᵐ70

Comme on peut le voir par ces données, le *Saint-Pierre* est un bâtiment dont les lignes sont très fines. Les frais qu'entraîne un navire à vapeur étant beaucoup trop lourds pour une œuvre naissante, on a voulu suppléer, dans la mesure du possible, aux avantages qui résulteraient de ce genre de bâtiment, en employant un navire de grande marche sous toutes les allures, et surtout capable de bien tenir le plus près pour louvoyer utilement quand les circonstances y obligent.

Sa voilure a été conçue pour cet objet. Il a été gréé en trois-mâts goëlette, de façon à rendre les manœuvres faciles, même pour un équipage réduit, et la surface des voiles a été calculée aussi considérable que possible, sans s'écarter des règles de la prudence. Les Œuvres de mer ont besoin d'un bon navire, marchant bien, mais elles n'auraient que faire d'un navire de course.

La surface de la voilure est de.................. 612^{m2}400
Le rectangle de la flottaison étant de .... 250^{m2}400
Le rapport de la surface au rectangle est de... 2^{m2}430

Le navire n'étant pas destiné à recevoir un chargement, on a pu, tout en lui conservant l'élégance des formes extérieures, employer dans sa construction des échantillons de bois, des liaisons métalliques qui augmentent un peu le poids de la coque, mais qui en font une bâtiment d'une solidité exceptionnelle.

Les mailles, dans les fonds, ont été remplies de fonte noyée dans un mortier de ciment; les petits fonds ont reçu partie du lest sous cette même forme, ce qui a les multiples avantages d'occuper moins de place, de permettre une grande propreté du fond de la cale, de consolider le navire et d'être une garantie en cas d'accident. En outre, le lest ainsi disposé n'est pas exposé à ces déplacements redoutables qui peuvent se produire pendant un gros temps.

Outre les engins habituels de navigation, les rechanges utiles, le navire est muni d'un câble d'acier avec son treuil et son ancre pour mouiller par les grands fonds sur le Banc, soit par calme, soit par la brume. Les abordages sont un des dangers du banc de Terre-Neuve. On a multiplié les précautions qui aideront à les éviter. Non seulement le navire a le moyen de s'immobiliser, mais il possède, pour signaler sa présence, une cloche de fort calibre, une sirène puissante munie d'une soufflerie et même une petite pièce de canon.

Pour la communication sur le Banc avec les navires-pêcheurs, il y a deux enbarcations dont l'une, une baleinière, munie de caissons à air, est par conséquent insubmersible.

Aménagements. — Les aménagements du *Saint-Pierre* sont naturellement tout spéciaux. Un grand

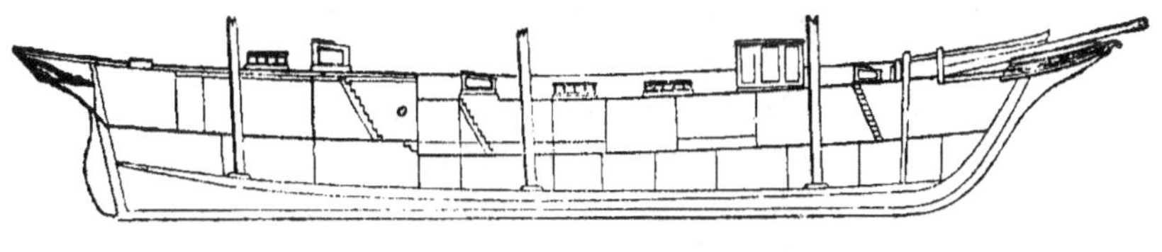

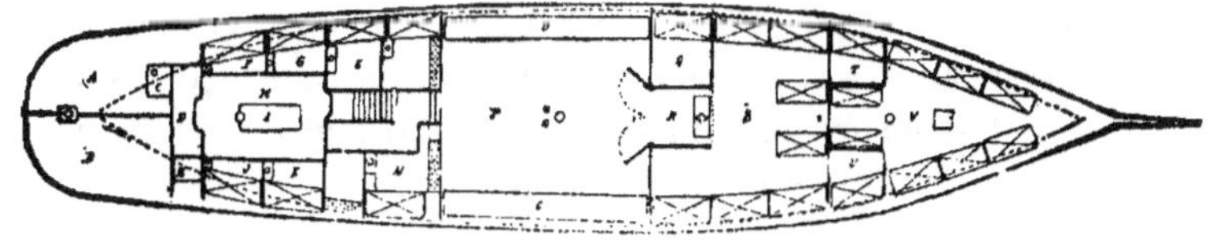

<table>
<tr><td>A. Soute à voiles.</td><td>M. M. Aumônier et médecin.</td></tr>
<tr><td>B. Magasin général.</td><td>O. Caissons.</td></tr>
<tr><td>C. Water-Closets.</td><td>P. Grande salle.</td></tr>
<tr><td>D. Cambuse et office.</td><td>Q. Pharmacie.</td></tr>
<tr><td>E. Magasin de détail.</td><td>R. Chapelle.</td></tr>
<tr><td>F. G. Cabines des officiers.</td><td>S. Infirmerie.</td></tr>
<tr><td>H. Carré de l'Etat-Major.</td><td>T. Infirmier.</td></tr>
<tr><td>K. Appartement du capitaine.</td><td>U. Maître d'équipage.</td></tr>
<tr><td>L. Cabine réservée.</td><td>V. Poste de l'équipage.</td></tr>
</table>

faux-pont règne d'un bout à l'autre, relevé de quelques marches à l'arrière qui est couvert par une demi-dunette. En partant de l'avant, on y trouve un poste pour 16 hommes d'équipage, auquel attiennent deux cabines, celle du maître d'équipage et celle de l'infirmier.

Tous les aménagements de ce poste se démontent facilement, pour en rendre le nettoyage complet des plus faciles. La cabine de l'infirmier communique avec le compartiment en arrière qui constitue l'hôpital proprement dit. Cette infirmerie est meublée de six lits en fer, faciles à déplacer suivant les besoins. Une pharmacie, destinée à servir aussi de salle de consultation, occupe l'un des coins de ce compartiment.

En allant toujours vers l'arrière, on entre dans une salle assez grande $7^m \times 7^m$, qui peut au besoin recevoir des lits en cas où les malades seraient nombreux à bord, mais qui est surtout destinée à servir de lieu de réunion aux visiteurs dans les ports. Quelques tables en feront une salle de lecture et de correspondance. A son extrémité avant, un compartiment qui s'ouvre par deux grandes portes contient un autel. Tout l'ensemble peut donc, le dimanche par exemple, former une chapelle relativement grande.

Sous la dunette, qui communique intérieurement avec cette salle, sont établis les logements de l'état-major, capitaine, officiers, aumônier et médecin.

Inutile d'ajouter que de nombreuses claires-voies distribuent abondamment le jour et la lumière dans toutes les parties du navire.

L'extrême-arrière de la dunette est occupé par deux soutes : l'une pour les provisions journalières, l'autre pour les voiles.

Sous la plate-forme du faux-pont, on a arrimé : à l'arrière, sous la dunette, les vivres ; sous le centre, les caisses à eau et quelques gros objets de rechange ;

à l'avant, les chaines, les cordages, poulies ; en un mot, tout le matériel de navigation.

Personnel. — L'équipage comprend :

L'aumônier	1
Le médecin	1
Capitaine	1
Second capitaine	1
Lieutenant	1
Maître d'équipage	1
Matelot charpentier	1
Matelot voilier	1
Matelots	8
Novice	1
Mousse	1
Matelot infirmier	1
Cuisinier	1
Total	20

Couchage et transport des marins à bord des navires-hôpitaux des Œuvres de mer.

Cette question des plus importantes est assez difficile à résoudre, si on envisage le nombre des transbordements que doit subir un blessé, l'espace réduit laissé à la salle d'hôpital sur un navire, le tangage et le roulis très sensibles sur des mers toujours houleuses.

M. le docteur Dubois Saint-Sevrin, après une campagne à bord du Saint-Pierre, a résolu ce problème d'amener au minimum possible le nombre des transbordements d'un malade, et d'annihiler pour lui les secousses du roulis.

Avant son ingénieuse invention, quand un blessé

grave devait être pris sur une goëlette de pêche, il fallait le retirer du poste, le descendre dans un canot, le remonter sur le navire-hôpital. Là, on le faisait parvenir au carré de l'infirmerie et on le posait enfin dans son lit.

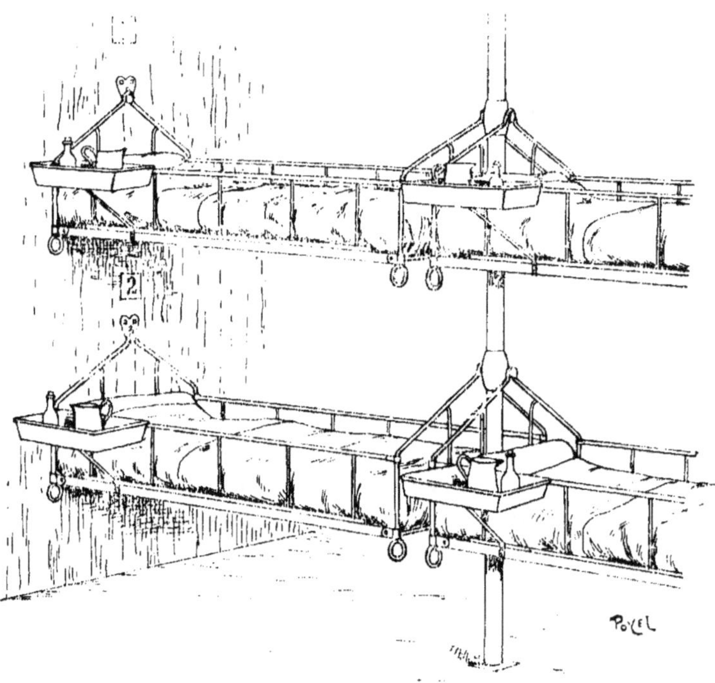

Les mêmes difficultés recommençaient au débarquement. Il est facile de comprendre les souffrances infligées à un blessé gravement atteint, et les complications qui pouvaient en résulter.

C'est cette pensée qui a conduit M. le docteur Dubois Saint-Sevrin, à proposer cette solution, simple et logique au point de vue médical et chirurgical, d'amener le lit lui-même sur le lieu de l'accident près du malade ou du blessé et de l'utiliser pour le transport.

« Couché dans son lit (1), au moment où on le relève

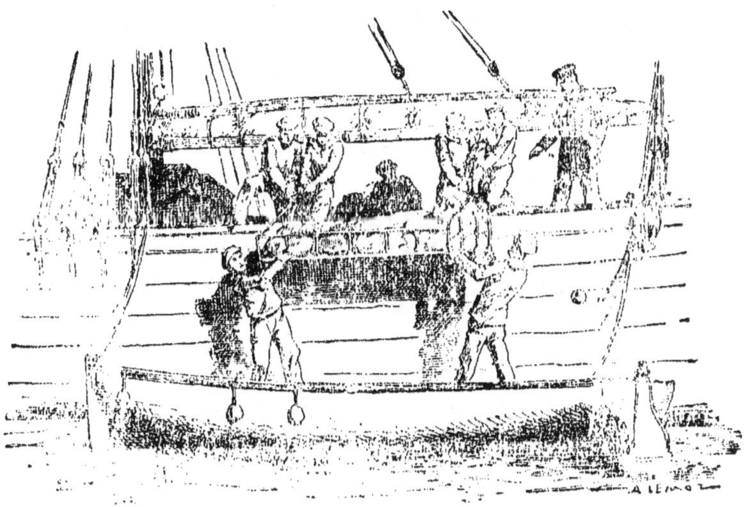

dans l'endroit où il gît, porté dans ce lit à l'infirmerie du navire-hôpital, en attendant son évacuation, évacué sur l'hôpital à terre toujours dans son lit, l'intéressé trouve, sans doute, que ce mode est la meilleure solution. Enfin, si ce lit, où le malade repose pendant le séjour plus ou moins long à bord, est à roulis,

(1) M. le docteur Dubois-Saint-Séverin.

c'est-à-dire indépendant des mouvements du navire,
il approche de la perfection, autant qu'on peut l'espérer
dans les conditions imposées par la navigation. »

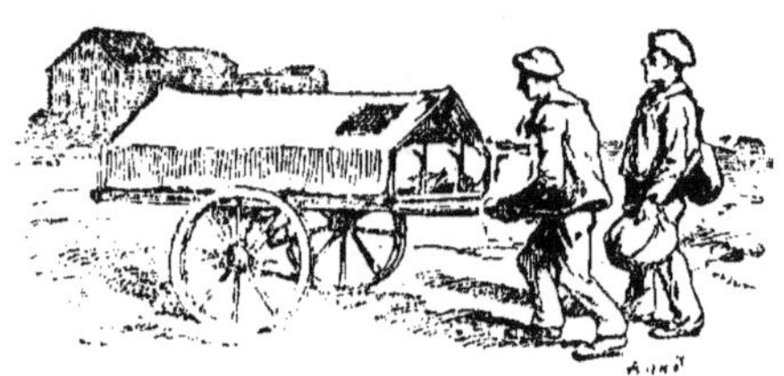

Les gravures ci-jointes font bien comprendre le
modèle adopté par les *Œuvres de Mer*.

« Il est en fer forgé, extrêmement simple de
construction, se repliant et se montant à la main, sans
aucun instrument, à l'aide de quatre petits boulons

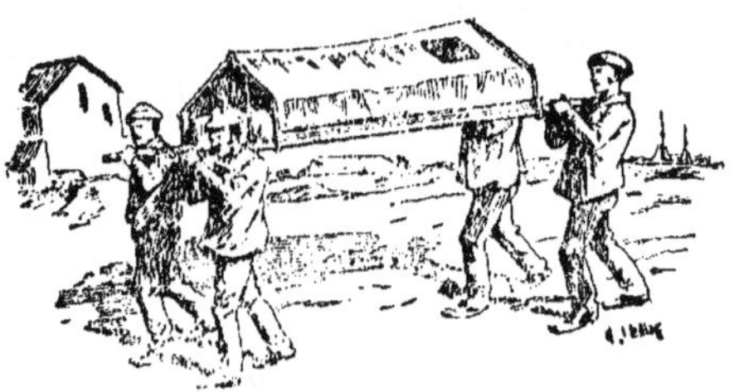

à ailettes. Les parties, constituant les extrémités,
s'élèvent et forment un angle par lequel le lit est
suspendu. Les pieds sont de simples anneaux, un peu
gros, qui suffisent à empêcher le matelas de toucher
le sol quand le lit est posé à terre, et qui servent

surtout à passer des bâtons, des manches de gaffe, pour transformer le système en brancard. Un plateau mobile, en tôle étamée, de la forme des plateaux photographiques, peut être fixé au côté du lit par deux crochets et en suit tous les mouvements. Il reçoit les médicaments, pots à tisane, aliments du malade, qui y sont en sûreté, même par les plus forts roulis. »

Tout garni, le lit pèse environ 25 kilogs. Le transport en est donc facile. Elevé sur le pont par le grand panneau, on le descend très aisément dans le chaland transbordeur, comme le montre la figure ci-haut. A terre, le lit peut être porté à bras ou plus commodément encore sur une petite voiture.

La literie reste à terre, avec les malades, pendant la durée des relâches du bâtiment, pour passer à la désinfection et au blanchissage. Quelques jours après, le navire, dont les locaux ont été désinfectés eux aussi, reprend son matériel et recommence une nouvelle croisière dans d'excellentes conditions de propreté.

Campagne de 1896

Le 20 avril, le *Saint-Pierre* appareillait de Saint-Malo. Il parvint sur le banc de Terre-Neuve le 10 mai, et dès son arrivée, il reçut un accueil empressé des 29 navires pêcheurs qu'il rencontra. Le jour suivant, il visite onze bateaux. « A midi, dit le rapport du docteur Labadens, nous avions 40 navires en vue. L'*Amédée* de Cancale, nous amène en consultation un malade atteint de bronchite chronique, usé par le Banc et aussi par l'alcool. La *Florida* a un de ses hommes pris d'un état typhoïde qui me fait proposer l'embarquement du malade, mais comme cette goëlette doit rentrer avant nous à Saint-Pierre, elle garde son malade et le mettra elle-même à l'hôpital. Pendant la nuit, la mer est tombée; nous sommes restés au milieu des navires; aussi le 12, dès l'aube, l'*Eva* nous demande du charbon, ayant épuisé sa provision. Puis l'*Emilie* nous signale un malade; nous allons à bord et nous trouvons le capitaine qui désire une consultation pour des rhumatismes qui le tracassent depuis avant son départ de France.

» .... Plus loin, nous allons à bord de la *Bordelaise*, où se trouvent quelques hommes atteints de coliques, tandis que d'autres ont une légère desquammation du bout de la langue. Sur plusieurs bateaux on se plaint de ce même désagrément, et je ne puis pour le moment trouver de cause à cette affection légère, mais fréquente sur le Banc. Le *Jasmin*, au passage, nous donne six naufragés du *Pierre-Philippe* dont le capitaine et le second...

» Sur l'*Active* je vois un jeune novice, atteint de fièvre typhoïde, et je décide le capitaine à nous le donner.... Il est malade depuis quinze jours environ, et le capitaine, dans une très bonne intention du reste, le voyant ainsi faible, l'a envoyé ces jours derniers dans le doris pour lui faire prendre l'air. Aujourd'hui 18 mai, ce malade n'a plus de fièvre; la langue est nettoyée; et j'ai déjà pu lui donner à manger depuis hier. Il ne demandait donc qu'à guérir, et ne pouvait le faire faute des soins les plus élémentaires, qu'il ne pouvait avoir sur son bateau. Nous finissons notre journée, bien remplie, par la *Bonne-Joséphine*, le bateau sauveteur des naufragés du *Pierre-Philippe*. Le capitaine amène son mousse, atteint d'un phlegmon à la main droite, que j'incise et que je panse, pendant que le *Saint-Pierre* mouille pour passer la nuit, ayant visité pendant ce jour 10 bateaux.

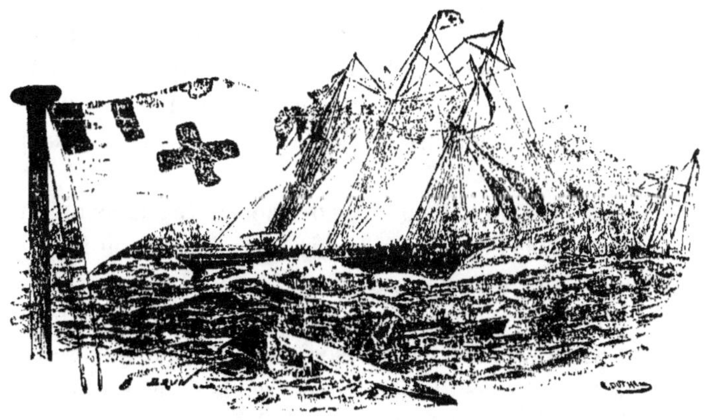

Le *Saint-Pierre* en croisière.

Il rentre à Saint-Pierre pour y déposer ses naufragés et mettre à l'hôpital les deux malades recueillis. Il en repart le 27 mai, emportant, dit le docteur Gazeau, les souhaits les plus fervents de ceux de la colonie qui s'intéressent à nos marins. Il ne devait plus revenir, car le 30, à 1 heure 30 du matin, il venait donner sur les écueils du cap Sainte-Marie ; quelques heures après le coquet navire s'abîmait sous les vagues. L'équipage fut sauvé par une goëlette américaine de passage.

Le comité ne se découragea pas, il fit mettre immédiatement en chantier deux nouveaux bateaux-hôpitaux, un pour Terre-Neuve, le *Saint-Pierre*, l'autre, pour l'Islande, le *Saint-Paul*.

Campagne de 1897

Le nouveau *Saint-Pierre*, lancé le 18 mars 1897, quitta Saint-Servan le 30 avril. M. le docteur Dubois Saint-Sevrin, médecin de 1re classe, avait été désigné, cette année-là, par le ministère de la marine, pour occuper les fonctions de docteur et remplissait son rôle à bord.

Dès le 21 mars, le navire commençait sa mission au milieu des pêcheurs, et deux jours après, il communiquait avec trente-sept navires.

« Plusieurs bâtiments, disait M. le docteur Dubois Saint-Sevrin, dans un de ses rapports, envoient des malades à la consultation ; je me rends dans un doris à bord de la *Vague* qui a un homme couché.

» Je trouve à bord de ce navire deux malades. Le premier a un panaris du médius de la main droite, depuis plus d'un mois, en voie de guérison, mais il a perdu à peu près l'usage de son doigt, et je ne puis que lui recommander un pansement antiseptique convenable, au lieu de la pâte de biscuit avec laquelle il entretient la suppuration.

» Le second est un homme rentré récemment de Madagascar et couché depuis huit jours ; il a eu la fièvre et éprouve encore de fortes douleurs ; son foie est congestionné... Cet homme est couché dans un poste infecte et manque totalement de soins. Comme ce bateau doit venir à Saint-Pierre le 28 juin, le capitaine se décide à me le confier, sur mon assurance qu'il retrouvera son malade très bien portant à Saint-Pierre, prêt à faire la seconde saison de pêche, tandis que dans les mauvaises conditions où il se trouve, son état ne pourrait qu'empirer.

Un abordage vint immobiliser le bateau - hôpital au port pendant quelques jours. Dès qu'il eut réparé ses avaries, il reprit la mer et fit successivement trois croisières.

Dans sa deuxième il rencontra 250 navires dont 46 demandèrent la communication. Il dut hospitaliser cinq malades dont trois mourants, il recueillit huit naufragés et le docteur donna dix-neuf consultations. Un des malades était un pauvre mousse martyrisé par tout un équipage. Il était dans un tel état de suppuration qu'il fallait deux heures par jour pour le panser. Quand le médecin fut, après de longues hésitations, demandé par le capitaine du bord, il trouva l'enfant dans l'état le plus lamentable qu'il soit possible d'imaginer. Son corps n'était qu'une vaste plaie et l'infection purulente avait atteint presque toutes les articulations. Dans cet état, il n'avait même pas une paillasse pour se reposer. Il était couché sur une planche. Ses camarades, trouvant que sa literie, souillée par la sanie, infectait leur poste, n'avaient trouvé d'autre amélioration à la situation de ce malheureux que de jeter à la mer son misérable couchage, sans s'occuper de le remplacer par quoi que ce fût. Il devait mourir à l'hôpital colonial où le déposa le *Saint-Pierre*.

Dans la troisième croisière, le docteur voit vingt-quatre malades, donne des conseils pour cinq autres, délivre des médicaments et objets de pansement, embarque et ramène à la colonie quatre malades graves ou blessés. Enfin, le *Saint-Pierre* recueille un équipage de doris en dérive.

Le 11 septembre le navire-hôpital terminait sa quatrième croisière, où il avait rencontré 150 bateaux, communiqué avec 37 d'entre eux, donné 10 consultations et hospitalisé sept hommes plus gravement atteints.

Le 26 septembre il appareillait à Saint-Pierre et Miquelon et faisait route vers la France, rapatriant vingt-et-un malades. Il fut assez heureux pour ne pas en perdre un seul durant la traversée qui dura 11 jours. M. le docteur Bonnafy fait remarquer, dans les *Archives de Médecine navale*, le très grand service que rend le navire-hôpital, en rapatriant les malades et les convalescents provenant de l'hôpital colonial de Saint-Pierre. En l'absence de ce bateau, ces malades n'auraient pu être ramenés en France que dans des conditions très défectueuses, à bord de navires de pêche, qui mettent en moyenne 40 jours de traversée.

Voici le tableau des malades rapatriés par le *Saint-Pierre* :

Naufragés : { Congélation des extrémités inférieures et amputation de la jambe droite ;
Congélation des extrémités inférieures et amputation des deux jambes ;

Fracture de la rotule ;
Fracture du péroné ;
Arthrite tuberculeuse ;
Orchite tuberculeuse ;
Ostéite tuberculeuse des côtes ;
Tuberculose pulmonaire (huit cas) ;
Maladie de Bright ;
Convalescents de fièvre typhoïde (quatre) ;
Scorbut.

Tableau des malades hospitalisés à bord

MALADIES	Jours de traitement à bord	DESTINATION DES MALADES
Fièvre typhoïde	10 / 3	Évacués sur l'Hôpital Colonial de Saint-Pierre.
Péritonite purulente	12	Évacué sur l'Hôpital Colonial où il est mort.
Dysenterie (provenant d'un doris en dérive)	8	Remis à son consignataire à Saint-Pierre.
Congestion du foie et paludisme	9	Débarqué guéri à Saint-Pierre.
Épilepsie et accidents herniaires	5	Débarqués à Saint-Pierre.
Fracture de l'olécrâne (naufragé)	8	
Fracture du radius	8	
Tuberculose pulmonaire	11 / 10 / 4 / 5 / 4 / 4	Évacués sur l'Hôpital Colonial.
Lésions viscérales (chute de la mâture)	8	
Furonculose et hygroma	6	
Septicémie (suite de plaies)	3	Évacué sur l'Hôpital Colonial où il est mort.
Scorbut	6 / 4	Évacués sur l'Hôpital Colonial.

Consultations données soit à bord du *Saint-Pierre*, soit à bord des bateaux de pêche :

Panaris	6		Report	40
Phlegmons et abcès	10		Tétanie	1
Plaies	4		Rhumatisme	2
Contusions	4		Embarras gastrique fébrile	1
Hernies	2		Tuberculose pulmonaire	1
Kystes synoviaux	3		Congestion pulmonaire	1
Conjonctivite	2		Dysenterie	1
Furonculose	1		Angine	1
Gingivite	1		Anémie et dyspepsie	5
Caries dentaires	4		Eczéma	1
Orchite tuberculeuse	1		Psoriasis	1
Rétrécissement uréthral	2		Syphilis	2
A Reporter	40		Total	57

Nombre de consultations données à distance, sur renseignements fournis par le capitaine, ou souvent parce que l'état de la mer empêchait de communiquer autrement que par la voix, 20.

Total général des consultations, 77.

27 navires de pêche ont eu recours à la pharmacie du *Saint-Pierre* pour compléter ce qui venait à manquer à leurs coffres à médicaments. Enfin, cinq fois, il a recueilli des pêcheurs provenant de doris en dérive.

Campagne de 1898

Le *Saint-Pierre* quitta Saint-Servan le 6 avril et alla faire relâche à Fécamp. Les armateurs de ce port en profitèrent pour le visiter, afin de voir quelles améliorations ils pouvaient apporter à la construction et à l'hygiène de leurs propres navires de pêche. Le 12 mai, le *Saint-Pierre* rencontre le premier navire-pêcheur, le *Saint-Hubert*, de Fécamp. Après une première course sur le banc et une escale à Saint-Pierre, le navire-hôpital fit quatre croisières durant le cours de cette campagne.

Le 5 juin, il fit route pour le *French Shore* ; ce voyage dura 20 jours, pendant lesquels il visita les établissements de l'Ile Rouge, de la Baie des îles et de Port-au-Choix ; il eut peu de soins à donner aux malades dans ces parages. La présence presque constante des stationnaires anglais ou français sur cette côte, ainsi que celles d'un médecin, entretenu par les armateurs Malouins à Port-au-Choix, rendent moins nécessaire la visite du bateau-hôpital dans le golfe ; tandis que son absence se fait vivement sentir sur les grands Bancs. Cependant il y hospitalisa deux hommes qui l'eussent été par le *La Clochelerie*. Deux autres furent vus dans la consultation qui avaient été traités par le médecin de Port-au-Choix. Dix consultations furent données à des Anglais dont la plupart étaient également traités par le même médecin. Après cette visite sur le *French Schore*, le *Saint-Pierre* fit trois autres croisières sur les bancs. Le docteur Dubois Saint-Sévrin remarque que les pêcheurs font au navire-hôpital l'accueil le plus sympathique : « C'était, dit-il, à qui demanderait la communication et viendrait chercher son courrier, s'empressant de conduire ses malades à bord. Les uns apportent du poisson frais, du cidre (*Themis, Saint-Louis*) ; d'autres, des lettres de remerciements

(*Russie*). Tous s'employèrent à donner des renseignements utiles à la mission du navire et à signaler les bâtiments qu'ils savaient avoir des malades. Enfin, plusieurs appareillaient pour venir sur le *St-Pierre*, et ceux qui étaient à la voile, au lieu de fuir, comme l'ont fait plusieurs l'année dernière, venaient à nous pour être plutôt servis......

» Les soins médicaux ont été acceptés par les capitaines, toujours avec satisfaction, quelquefois avec reconnaissance ; et la plupart n'hésitaient pas à demander l'hospitalisation de leurs hommes gravement atteints ou bien à suivre les conseils qui leur étaient donnés dans ce sens.....

» Ici encore, l'exception confirme la règle. Un capitaine a énergiquement refusé d'hospitaliser un jeune homme incapable de lui rendre aucun service et ayant besoin d'une opération, et cela malgré les instances du malade, au mois d'août et au mois de septembre. »

Cette année, 1898, il y a eu une épidémie de fièvre typhoïde parmi les pêcheurs. 103 cas ont été relevés et, sur les 103 cas, il y a eu 9 décès. Plusieurs des navires contaminés ont été rencontrés par le *St-Pierre* qui leur a pris leurs malades, donné quelques boîtes de lait et des désinfectants. C'est ainsi que le navire-hôpital dut prendre quatre hommes de l'*Automne* de Fécamp, rencontré le 5 juillet. Ce vaisseau avait déjà perdu un homme de fièvre typhoïde et, sur le conseil que lui donna le docteur Dubois Saint-Sévrin, il rallia Saint-Pierre, quand de nombreux cas éclatèrent à son bord.

« Un autre, dit dans son rapport le même docteur, fut rencontré le 10 août, étant dans une situation encore plus pénible : le capitaine étant lui-même atteint, et son second incapable de conduire le navire. Je lui ai pris deux malades, donné du lait pour se soigner, et engagé à regagner Saint-Pierre au plus vite, ce qu'il a fait le jour même. Parvenu à destination, cinq jours après, le capitaine entrait à l'hôpital avec sept autres hommes de son équipage, accablé de reproches par son consignataire qui l'a fait reprendre la mer étant à peine en convalescence. »

Tableau des malades hospitalisés par le « Saint-Pierre »

Phlegmon et abcès	3	Péritonite (décédé à bord du *Saint-Pierre*	1
Plaie simple...........	1	Néphrite	1
Pneumonie............	2	Rhumatisme	1
Pleurésie.............	1	Cachexie paludéenne...	1
Plaie avec lésion de l'artère cubitale........	1	Anémie profonde	2
Fièvre typhoïde........	9	Scorbut	4
Tuberculose pulmon^{re}..	5	Syphilis grave........	1
Congestion pulmon^{re}...	1	Rougeole.............	1
		TOTAL.........	35

Ces 35 malades ont fourni au total 385 journées d'hôpital. Quant à la destinée ultérieure des malades, un est malheureusement mort à bord (cas de péritonite) ; six ont été remis guéris, directement à leur navire, à leur prochaine communication, et les autres évacués sur l'hôpital colonial de Saint-Pierre lors des relâches.

De plus, il a donné 92 consultations dont voici le tableau.

Sur le banc :

Plaies	6	Bronchite	2
Fractures	1	Pneumonie	1
Entorses	1	Tuberculose pulmonaire.	3
Panaris	9	Congestion pulmonaire.	1
Phlegmons et abcès	9	Pleurodynie	1
Ulcères	2	Endocardite	1
Périostite	1	Hypertrophie du cœur..	1
Hygroma	1	Paralysie	1
Hernie	1	Gale	2
Furonculose	4	Eczéma	2
Stomatite	1	Herpès circiné	1
Carie dentaire	4	Psoriasis	1
Embarras gastrique	6	Pelade	1
Fièvre thyphoïde	8	Blennorrhagie	2
Dysenterie	1	Syphilis	1
Hémorrhoïdes	1	Scorbut	1
Hématocèle	1		
Conjonctivite	2	Total	82
Rhumatisme	2		

Sur la côte suest :

Anémie causée par les poëles	2	Rhumatisme	1
Chloro-anémie	1	Tuberculose pulmonaire.	1
Pharyngite	1	Kératite ulcéreuse	1
Synovite	1	Hypertrophie du cœur..	1
Lumbago	1	Total	92

Le *Saint-Pierre*, à cinq reprises différentes, a eu l'occasion d'embarquer des pêcheurs, provenant de doris en dérive, pour les remettre à leur bord, soit en tout 10 marins remis à leur navire.

De plus, il a rapporté encore sur les lieux de pêche 9 autres marins sortant guéris de l'hôpital colonial, ce qui représente, pour ces 19 marins, 124 journées de passage.

Il a complété le coffre à médicaments de 30 navires de pêche et donné aux Anglais de la côte-ouest des médicaments dont ils avaient besoin.

En 1898 comme en 1897, il a rapatrié des malades de l'hôpital colonial au nombre de 22. Comme la traversée a duré 15 jours, cela fait 330 journées d'hôpital.

Voici le détail de ces 22 passagers :

Phlegmon	1	Tuberculose pulmonaire.	1
Ulcère variqueux	1	Bronchite	1
Plaies	3	Arthrite	1
Fièvre typhoïde	13	Coliques hépatiques	1
		Total	22

Campagne de 1899

Le *Saint-Pierre* quitte Saint-Servan, le 5 avril. passe quelques jours à Granville et parvient sur les bancs le 13 mai au soir : jusqu'au 29 il croise sur les lieux de pêche et entre en communication avec 72 navires ; 900 lettres de France sont remises aux pêcheurs, qui en remettent 1.150 pour leurs familles ; dix-sept consultations sont données par le médecin, le docteur Gallas ; et l'infirmerie du bord hospitalise neuf malades graves, dont un meurt avant l'arrivée à Saint-Pierre. Quatre autres croisières sont accomplies pendant cette campagne. Nous y signalerons le cas suivant : le dimanche 19 juillet la *Voyageuse*, de Cancale, amenait au navire-hôpital le fils de son capi-

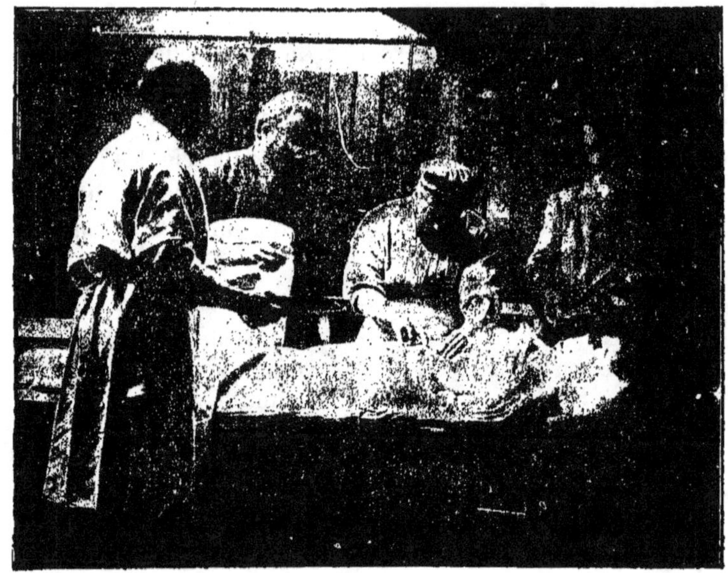

Une opération d'appendicite à bord.

taine, atteint d'appendicite. Le bateau fit route aussitôt pour Saint-Pierre ; mais le mal empira rapidement, les symptômes d'une péritonite éclatèrent. Le docteur Gallas conclut à l'urgence d'une opération ; celle-ci eut lieu le 20 juillet, dans la grande salle de ce navire, malgré le roulis et le tangage ; elle eut un plein succès.

TABLEAU DE L'EXERCICE 1899

CROISIÈRES	Navires avec lesquels on a communiqué	Malades hospitalisés à bord	Passagers recueillis	Journées de présence des malades et passagers à bord	Consultations données à bord des navires pêcheurs	Navires auxquels des médicaments ont été délivrés	Lettres remises aux navires	Lettres reçues pour la France
I. 13 mai au 29 mai	72	9	2	167	17	8	900	1.150
II. 8 juin au 27 juin......	74	8	7	178	28	12	1.695	698
III. 7 juillet au 19 juill. (1)	12	4	8	119	3	3	200	43
IV. 24 juillet au 14 août...	87	10	»	98	42	20	2.392	890
V. 26 août au 9 sept. (1)..	59	3	»	319	12	12	1.618	245
Traversée de retour du 19 septembre au 11 octobre	»	20	»	547	»	»	»	»
	297	54	20	1.428	102	55	6.805	3.025

9.831

(1) Croisières abrégées à cause de la gravité de l'état des malades recueillis qu'il y avait intérêt à porter rapidement à l'Hôpital Colonial.

Sans compter les journaux, brochures, livres distribués en nombre considérable (900 journaux en moyenne par croisière)

TABLEAU GÉNÉRAL

ANNÉES	Malades hospitalisés pendant les croisières	Journées d'hôpital	Consultations	Rapatriés	Nombre des navires de pêche auxquels on a complété le coffre à médicaments.
1897	19	128	52	21	27
1898	35	385	92	22	30
1899	34	881	102	20	55

Sur le French Shore

L'ordonnance du 1 août 1819, en même temps qu'elle spécifiait l'embarquement d'un coffre à médicaments, ordonnait la présence à bord d'un chirurgien, toutes les fois que l'équipage dépasserait le nombre de quarante hommes, non compris les mousses. Cette obligation pour être complète, devait s'étendre aux équipages descendus à terre et résidant dans les chauffauds. Le décret du 2 mars 1852, art. 28, spécifie cette mesure et ordonne la présence d'un chirurgien à terre, si le hâvre est habité par 50 hommes ou plus, mousses compris.

La situation de ces médecins était fort dure : peu rémunérés, mal considérés par les capitaines et les armateurs qui n'apprécient que le travail manuel, ces malheureux officiers de santé, en étaient souvent réduits à prendre part au travail des pêcheurs, au tranchage ou au décollage de la morue, malgré l'interdiction formelle des règlements.

Fonssagrives, dans son *Hygiène de médecine navale* (1876) les appréciait ainsi : « Les soins des médecins embarqués sur les navires de guerre, affectés à la surveillance de la pêche en Islande et à Terre-Neuve, ne suppléent qu'imparfaitement au défaut d'assistance médicale sur les navires de pêche. Les armateurs éludent, autant qu'ils le peuvent, l'obligation de mettre un médecin sur leurs navires, et quand ils s'y décident, ils semblent n'accomplir qu'une formalité onéreuse et transforment cette mesure secourable en une pure fiction. Que peut-on exiger, en effet, de ces officiers de santé, déclassés par le besoin, sans position et sans garanties, auxquels on enlève, en les assujettissant à la glèbe du travail commun, le sentiment de leur mission, si ce n'est celui de leur dignité ? Le problème est difficile, je le reconnais, mais on pourrait certainement lui trouver une solution moins dérisoire que celle à laquelle on semble vouloir s'arrêter. »

Cette solution fut la suppression pure et simple de ces médecins. Le décret du 6 février 1889 donna gain de cause complet aux armateurs, supprima entièrement les chirurgiens embarqués et confia aux médecins militaires de la station navale, la mission de donner leurs soins aux pêcheurs.

Nous avons vu plus haut, à propos de la nécessité du coffre à médicaments et des secours médicaux sur les grands Bancs, que cette mesure était illusoire. Le navire de guerre ne voit les banquiers qu'au mouillage de Saint-Pierre, et par conséquent à de rares intervalles, et à des moments où ils ont à leur disposition l'hôpital et les médecins coloniaux. Les chauffauds, dispersés sur une grande étendue de côte, sont aussi visités assez rarement par le bâtiment de l'État, obligé, par sa mission diplomatique, à de fréquents déplacements.

« Aussi, dit le docteur Dubois Saint-Sévrin, la suppression de ces médecins fut une mesure véritablement regrettable, car elle prive, d'une façon presque absolue, de soins les pêcheurs. D'après les règlements en vigueur, jusqu'en 1889, les chirurgiens devaient être pourvus du grade d'officier de santé, ou bien avoir navigué dans la marine militaire avec le grade de médecin de 2e classe. Ils ne possédaient certainement pas une science médicale bien profonde ; mais, au bout de quelques années, ils acquéraient une expérience pratique de la pathologie, en somme très restreinte, des pêcheurs de Terre-Neuve, et rendaient de réels services. C'est là l'opinion de beaucoup de médecins qui ont fait partie de la station navale de Terre-Neuve. » Quelques armateurs le comprirent et, malgré la suspension de l'article 28 du décret du 2 mars 1852, les maisons Guibert, Lemoine et Saint-Mieux, de Saint-Malo, s'entendirent pour payer chacune 500 francs à deux médecins : l'un pour la côte Est, aux Grands Saints-Juliens, l'autre pour la côte Ouest, à Port-aux-Choix.

En 1891, celui de la côte Est se noya en allant, par mer, visiter un malade. Il fut remplacé, l'année suivante, par un ancien étudiant en pharmacie du port de Brest, que l'étude de la flore et de la faune Terre-Neuviennes avait seule attiré dans l'île, et qui s'empressa de ne pas revenir. Depuis, il n'y eut plus de médecins dans ces parages. D'ailleurs, l'importance des établissements de la côte Est tend à diminuer de jour en jour et même, à l'heure actuelle, est-elle déjà presque nulle.

Celui de la côte Ouest réside, comme nous l'avons dit, à Port-au-Choix. « Chaque fois, dit le docteur Dubois Saint-Sévrin, qui l'a vu à l'œuvre, que ce médecin se déplace il lui faut emprunter à l'armement une embarcation, quelquefois pour une journée entière ; aussi ne l'envoie-t-on chercher qu'en cas d'extrême urgence, souvent trop tard ; quand, par exemple, un phlegmon a envahi tout un membre, et alors qu'une incision, faite quelques jours plus tôt, eût limité la suppuration. Puis,

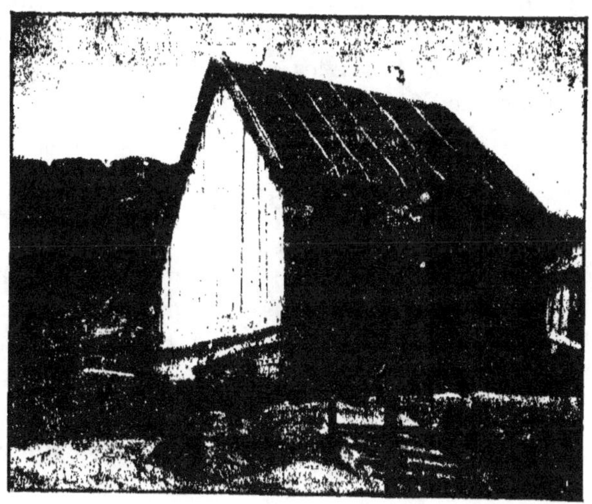

Le médecin de Port-au-Choix et son habitation.

quand il s'agit de reconduire le médecin, le capitaine refuse parfois de perdre une autre journée, tenant au médecin ce raisonnement : « Si un autre a besoin de vous il viendra vous chercher ». Et le médecin reste ainsi quelquefois huit ou dix jours éloigné de sa résidence et de ses malades en traitement, couchant dans une voile ! »

Cependant cet officier de santé rend de nombreux services et il faut louer l'initiative des armateurs qui, sans être obligés par aucun règlement, en font bénéficier leurs équipages. L'État ne pourrait-il pas participer à cette bonne action, en assurant au praticien de Port-au-Choix un traitement plus en rapport avec les difficultés et l'utilité de sa fonction ? Il assurerait ainsi le recrutement de ce poste, nécessaire aux 5 à 600 pêcheurs qui viennent tous les ans affirmer les droits de la France sur le *French Shore*.

A Saint-Pierre

Nous trouvons à Saint-Pierre un hôpital colonial fort bien agencé. Les marins et les pêcheurs y sont hospitalisés en cas d'accident ou de maladie. L'armateur paye 4 francs par jour et par homme. Nous avons vu plus haut, en effet, que le Code de commerce met à la charge du navire, les loyers et les frais de traitement et de pansement des marins tombés malades ou blessés au service du vaisseau.

Des industriels entreprirent de fournir le logement et les soins aux malades et blessés, à des prix bien inférieurs. « Et, dit le docteur Gazeau, de tout temps, les armateurs et les capitaines ont préféré voir leurs hommes entrer dans ces maisons de santé, où les frais de logement de nourriture et de médecin ne dépassent pas 2 fr. 50 par jour et par homme, alors que l'hôpital militaire exige le remboursement de 4 francs. Il est vrai que les médicaments sont en plus et que l'armateur a une note à payer chez le pharmacien. Mais s'il trouve son bénéfice à éviter l'hôpital, c'est que les prescriptions médicales ne sont ni fréquentes, ni coûteuses. Ce qu'on peut assurer, par ailleurs, c'est que les hommes restent mieux dans main de leur capitaine qui peut, de sa seule volonté, les faire sortir avant leur guérison complète, si sa goëlette est en partance, ce qu'il ne pourrait obtenir aussi facilement à l'hôpital ».

A côté d'institutions véritablement utiles comme la maison de santé, créée par le docteur Sabatier et visitée jusqu'en 1896 par le docteur Renaud, établissement où tout se passait pour le mieux des malades, il s'en ouvrit d'autres où le médecin ne mit jamais les pieds. C'est alors que naquirent les abus. « Des malheureux furent dépouillés de leurs économies ; des malades, après un certain séjour dans ces maisons, où le médecin n'était jamais appelé, étaient portés en toute hâte à l'hôpital pour y mourir ; enfin des décès s'y produisirent, à l'occasion desquels il fut démontré que le médecin n'était intervenu qu'au dernier moment, pour la constatation (1). »

Une mesure s'imposait et le gouverneur de Saint-Pierre édicta, le 5 décembre 1891, un arrêté organisant la surveillance de ces maisons de santé. Il y exigeait la déclaration d'existence de ces établissements. Tout capitaine de navire, qui y ferait soigner un de ses hommes, devrait le faire connaître dans les vingt-quatre heures.

---

(1) Docteur Gazeau.

Tout marin, soigné dans ces maisons ne pourrait être rembarqué sur son navire, sans un billet délivré par le médecin traitant, sous sa propre responsabilité, et visé administrativement par le directeur de santé.

Il est interdit de soigner dans ces établissements les maladies suivantes : fièvre typhoïde, typhus exanthématique, variole, varioloïde, scarlatine, diphtérie, suette miliaire, choléra et maladies cholériformes, dysenterie. Le médecin traitant doit, sans retard, avertir le service de santé quand un cas de ces maladies se présente.

L'arrêté du 5 décembre 1894 eut pour résultat de diminuer les maisons de santé. Deux furent ouvertes en 1895 ; une seule en 1896, et aucun malade n'y fut traité dans le cours de cette dernière campagne.

L'hôpital colonial reste donc le seul établissement où sont soignés les marins et les pêcheurs dont l'état est grave. Le nombre moyen d'hommes hospitalisés est de 200 à 300 tous les ans. Ce chiffre est réalisé dès le commencement de la campagne, alors que les 5.000 pêcheurs des goëlettes Saint-Pierraises arrivent de France. Pour les autres marins du grand Banc au nombre de 5.000, eux aussi, et même pour ces Saint-Pierrais, pendant la plus grande partie de la campagne, le navire-hôpital sera leur seul secours.

Mission médicale du Labrador

(Labrador medical Mission)

Chaque année, entre mai et novembre, 20.000 à 25.000 personnes, hommes, femmes et enfants, sont occupées à la pêche de la morue sur les côtes du Labrador. Quatre mille y résident même constamment. Cette population, très pauvre, était autrefois sans secours d'aucune sorte.

En 1891. — Sir Hopwood, membre du conseil de la *Royal National Mission to Deep sea fishermen,*

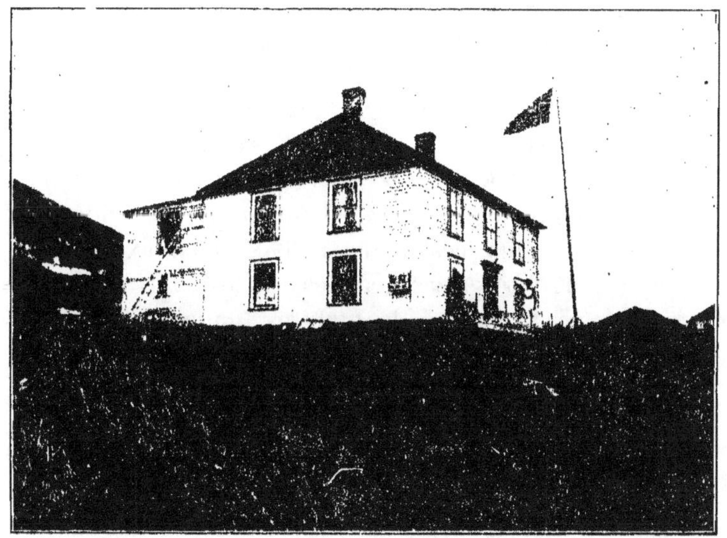

Hôpital de Battle-Harbour.

voyageait dans ces parages. Il fut si frappé des ravages que la maladie et, en particulier la diphtérie, causait parmi ces pêcheurs, qu'à son retour, il demanda à la Mission d'envoyer un vaisseau-hôpital parmi eux.

En juin 1892, l'*Albert,* voilier de 97 tonnes, fut

expédié dans ces mers lointaines. Après trois mois passés sur la côte du Labrador, il revint à Saint-Jean de Terre-Neuve où, dans une réunion des commerçants, armateurs et fonctionnaires de cette colonie anglaise, il exposa les résultats de sa campagne.

Neuf cents malades étaient venus demander secours au bateau-hôpital. Plusieurs cas étaient très graves, quelques-uns furent mortels. Entre autres celui d'un pêcheur dont les deux bras avaient été fracassés par l'explosion d'un canon.

L'*Albert* était arrivé trop tard pour sauver 29 personnes, mortes de la diphtérie, sans aucun secours.

En mai 1893, l'*Albert* mit de nouveau à la voile ayant à bord deux médecins. Car on avait décidé de construire dans ces régions deux hôpitaux, où le navire pût déposer ses malades et blessés. Deux infirmières des hôpitaux de Londres gagnèrent Terre-Neuve, par le steamer ; elles devaient diriger ces deux services. On choisit Battle Harbour comme emplacement au sud du Labrador, à cause de son voisinage avec Belle-Ile et les rivages nord de Terre-Neuve. Le second hôpital fut construit plus au nord, à 180 miles de Battle Harbour, à Indian Harbour. En même temps la Société fit l'acquisition d'un petit bateau à vapeur de 45 pieds de long sur 8 de large, la *Princess May*. Le docteur Grenfell visita sur lui toute la côte, du golfe de Saint-Laurent à Okkat, point nord de l'Atlantique.

De juin à novembre 1893, on avait obtenu les résultats suivants :

	Hospitalisés	Consultations	Total
Battle-hospital	33	647	680
Indian-Harbour et croi-sières de l'*Albert*......	3	1.052	1.055
Princess May...........	1	794	795

En 1894, les deux médecins et les deux infir-mières font voile directement vers le Labrador. Ils possèdent cette fois un second vapeur de 31 tonnes, le *Sir Donald*, cadeau de Sir Donald Smith, le gouverneur de la Compagnie de la Baie d'Hudson, de lord Strahcona et des habitants de Montréal. Malheureusement, au milieu de la campagne, le *Sir Donald* touchait un récif et il dut être reconduit à Saint-Jean de Terre-Neuve pour se faire réparer. L'*Urelia Mac-Kinnon*, petit bateau à voiles, don du docteur Rodrick, le remplaça.

	Hospitalisés	Consultations	Total
Battle-Harbour	27	404	431
Indian-Harbour........	20	587	607
Sir Donald..............	»	268	268

L'hiver suivant, on garda ouvert l'hôpital de Battle-Harbour pour les pêcheurs et leurs familles qui résident dans ces parages. Le docteur Willway devait en assurer le service. Il fit un voyage de douze cents miles sur la côte, dans un traîneau traîné par les chiens. Il put ainsi donner ses soins à 300 malades.

En juin 1895, le *Sir Donald* reprend son service. Cet été se fit remarquer par une terrible épidémie de fièvre typhoïde.

	Hospitalisés	Consultations	Total
Battle-Harbour	44	433	477
Indian-Harbour	31	512	543
Sur le *Sir Donald*	4	895	899

L'hiver on résolut de ne fermer aucun des deux hôpitaux. Une infirmière habita l'un d'entre eux, tandis que le docteur Willway fit de l'autre le centre de ses voyages dans tous les hameaux de cette partie du Labrador.

En 1896, la campagne du *Sir Donald* commença comme d'ordinaire en juin. Il parcourut deux fois toute la côte du Labrador depuis Harrington sur le golfe du Saint-Laurent jusqu'au cap Thidley dans la baie d'Hudson et les rivages nord de Terre-Neuve. Voici les résultats :

	Hospitalisés	Consultations	Total
A Battle-Harbour	55	301	356
A Indian-Harbour	37	565	602
Sur le *Sir Donald*	4	955	959

La mission du *Sir Donald* devait prendre fin avec cette année. En revenant à Terre-Neuve, il fit naufrage. L'équipage fut sauvé par le *Virginia Lake*.

1897. — Un généreux donateur remplaça le bateau disparu par une chaloupe à vapeur, la *Julia Sheridan*. Le docteur Willway s'y embarqua et malgré l'exiguïté du bâtiment, exiguïté peu en rapport avec des croisières de deux ou trois semaines, avec la nécessité d'hospitaliser des malades et des mourants, il eut à se féliciter des résultats atteints pendant cette campagne. Ces résultats

étaient dus en partie à la coopération du docteur Grierson
d'Halifax, qui donna ses soins aux pêcheurs de la côte,
et à un étudiant en médecine de l'Université de Boston
qui vint passer tout l'été à Rouge-Baie.

	Hospitalisés	Consultations	Total
A Battle-Harbour.......	44	420	464
A Indian-Harbour.......	39	624	663
Hiver 1896-1897.........	4	446	450
Sur la *Julia Sheridan*....	9	652	661

1899. — Résultat total, 2.135 consultations et hospi-
talisations, obtenues grâce au travail d'un bateau à
vapeur de 19 tonnes, et de la *Julia Sheridan*.

1900. — Cette année, la Société enverra trois navires
à Terre-Neuve, car, en outre des deux bâtiments que
nous venons de nommer, elle vient de lancer un
nouveau steamer de 87 tonnes, destiné à ces parages.

CHAPITRE III

PÊCHEURS D'ISLANDE

Au mois de février, les Bretons ; au mois de mars, les Dunkerquois, partent au nombre de 4.000 environ pour les côtes d'Islande. Dunkerque, Boulogne, Calais, Gravelines, Saint-Valéry-en-Caux, Paimpol, Binic, Saint-Brieuc, Tréguier, Dahouët, voient leurs ports se dégarnir et d'hommes et de navires. Mais ce sont surtout les départements du Nord et des Côtes-du-Nord qui fournissent presque exclusivement les armements. Sur 190 bateaux pêcheurs qui, en moyenne, chaque année, partent pour les côtes d'Islande, 180 environ sont de ces deux départements.

Avant d'étudier les ressources médicales qu'il est urgent de leur porter, il est utile de voir rapidement leur manière de vivre et leurs différents besoins.

Navires. — Parlons d'abord de ce qui sera l'habitation de ces 4.000 pêcheurs pendant 7 mois de l'année. Le navire, ordinairement gréé en goëlette et jaugeant une centaine de tonneaux, est généralement solide et bien construit en vue des terribles mers où il doit naviguer. Presque toutes ces goëlettes sont neuves, du moins les bretonnes. A Dunkerque il reste encore beaucoup de vieux navires et même quelques petits sloops de faible tonnage. Toutefois, la transformation s'accentue, là aussi, de plus en plus.

La disposition intérieure de ces bateaux est partout la même : à l'avant le poste d'équipage, au centre la cale. à l'arrière la cambuse et le logement du capitaine et des officiers. Jetons un coup-d'œil sur le poste, où tout l'équipage devra passer le peu d'heures, laissées libres par le travail de la pêche, où il mangera, dormira, où seront logés les malades. « Il est exigü (1), horriblement malpropre, humide. On y descend par un panneau, unique ouverture, au moyen d'une échelle verticale, gluante d'eau salée, de boue, de débris de poissons, où sont entassés vêtements mouillés, provisions de bouche et hommes sains et malades, dans un état de confinement qu'aggrave encore, le plus souvent, la fumée épaisse d'un poële en fonte constamment allumé, qui n'a que la prétention de lutter contre l'humidité et qui parvient seulement à rendre presque irrespirable un air stagnant.

» Dans certains postes, la fumée est épaisse au point d'engendrer de véritables pneumokonioses anthracosiques ; nous en avons constaté plusieurs cas.

» De chaque bord sont les lits, si l'on peut décorer

____

(1) Dr Sisco. Note sur *Les Pêcheurs d'Islande*.

de ce titre les couchettes, ou plutôt les tanières au fond desquelles reposent les hommes... Chacune d'elles est réservée à deux hommes. »

Sur les goëlettes bretonnes, ces couchettes sont complètement fermées, et on ne laisse qu'un trou, juste assez large pour passer le corps. Et même, le pêcheur, pour s'isoler plus complètement du bruit de la salle, de la clarté grise des jours sans fin du pôle, pour garder un peu plus de chaleur, ferme-t-il cette étroite ouverture avec un morceau de toile.

Aussi quels inconvénients présentent pour l'hygiène cette tanière impossible à désinfecter, où ont habité des malades contagieux : typhiques ou tuberculeux ! Comment y soigner un homme ? y introduire ou en extraire un fracturé ? Quels obstacles aussi pour la surveillance ! surveillance bien utile, cependant. Car on trouve de tout dans ces cabanes, nourriture et alcool, alcool surtout, introduit en fraude ou sagement économisé en vue des grandes saoûleries futures.

S'il n'est guère possible d'agrandir le poste de l'équipage, il serait à souhaiter que l'on apportât une modification à la construction de ces couchettes. Pourquoi sur les navires bretons, n'imiterait-on pas les portes à glissières des lits dunkerquois. Le nettoyage, la surveillance seraient facilités et le pêcheur pourrait aussi bien s'isoler pendant son sommeil (1).

Équipages. — L'équipage se compose, capitaine compris, de 18 hommes en moyenne, sur les goëlettes

____

(1) Nous prenons tous ces renseignements dans l'œuvre du docteur Chastang : *Nos pêcheurs d'Islande.*

des ports flamands, de 23 ou de 21 sur celles de la Bretagne. Il atteint 26 à 28 sur quelques rares de Binic et de Saint-Brieuc, tandis que les sloops dunkerquois n'ont qu'une dizaine de marins. En un mot, on accumule à bord autant d'hommes que le navire peut en loger, de manière à avoir le plus de bras possible, pour jeter à la mer le maximum de lignes.

L'armateur choisit son capitaine. Le capitaine, à son tour, choisit ses officiers et ses matelots. Le système qu'il emploie, c'est l'ancien racolage. Il y a dans *Pêcheurs d'Islande*, de Pierre Loti, une page très intéressante à cet égard. L'auteur y peint de main de maître ce « cabaret fameux parmi les Islandais, où des capitaines et des armateurs viennent enrôler des matelots, faire leur choix parmi les plus forts, en buvant avec eux ;... où bien des existences d'hommes ont été jouées, engagées entre deux ivresses, sur les tables de chêne. »

Nous pensons, avec le Dr Sisco, qu'une modification dans cette manière de faire n'apporterait aucune entrave à l'industrie de la pêche et qu'elle serait bien venue de tous ceux à qui répugnent ces engagements, obtenus au milieu de l'ivresse d'un homme ébloui par les promesses les plus fantastiques, et que souvent même il n'a pas lus.

Lieux de pêche

Enfin, février est venu, le printemps approche, et dans les bassins de Dunkerque et de Paimpol, sur les goëlettes toutes fraîches, on met la dernière main à la voilure et aux agrès. On embarque les provisions de campagne, les lignes de pêche. Le jour du départ fixé, les quais se couvrent de monde : parents, amis qui viennent escorter ceux qui vont partir. Il faut lire, dans Pierre Loti, la description du jour de départ des Islandais à Paimpol. « On entendait, dit-il, des matelots gris chanter pour s'égayer, tandis que d'autres montaient à bord d'un air sombre, s'en allant comme à un calvaire.

» Et il se passait des choses sauvages : des malheureux qui avaient signé leur engagement par surprise, quelque jour dans un cabaret, et qu'on embarquait par force à présent ; leurs propres femmes et les gendarmes les poussaient. D'autres enfin, dont on redoutait la résistance à cause de leur grande force, avaient été enivrés par précaution ; on les apportait sur des civières et, au fond des cales des navires, on les descendait comme des morts... (1).

» Pourtant il y avait aussi des marins qui souriaient ; qui sans doute aimaient la vie au large et la grande pêche. C'étaient les bons, ceux-là ; ils avaient la mine noble et belle.... »

Peu à peu, les navires se rassemblent sur la rade, tout là-bas en face de Port-Even. Le jour décline peu à peu, à la brise du soir les voiles s'enflent et toute la

---

(1) Il est juste de dire que les choses se sont améliorées depuis quelques années, et que ces scènes révoltantes sont de moins en moins fréquentes.

flottille, un instant rassemblée, poursuit sa route vers les parages d'Islande.

Les Dunkerquois par la Mer du Nord, les Bretons par l'Ouest de l'Angleterre rallient la côte sud de la grande-île. Les premiers ont attendu pour partir la première quinzaine de mars. Depuis un mois déjà les

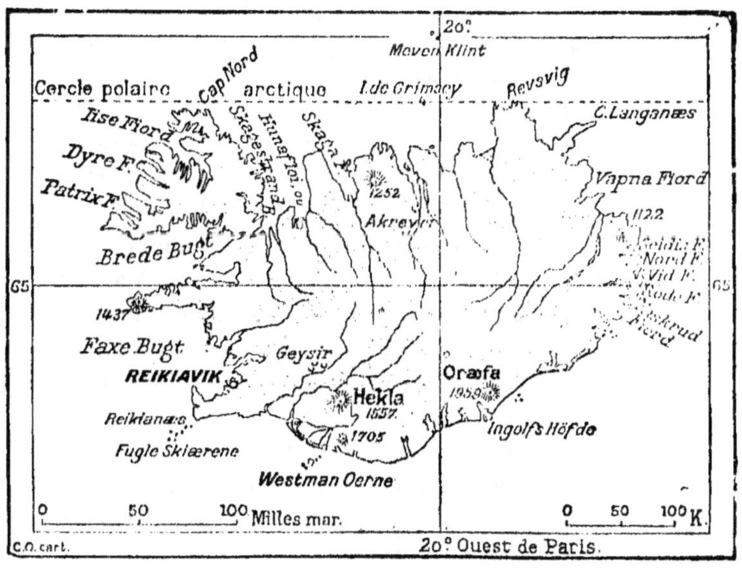

goëlettes bretonnes ont quitté leurs ports. Mais tous se rencontrent pour la première pêche sur cette côte sud et y resteront jusqu'à la fin d'avril.

Du 1er au 15 mai, les Bretons rallient les baies. Ils y trouvent les navires-chasseurs qui viennent prendre la morue de première pêche. Tandis que les Paimpolais qui, pendant la seconde pêche, pêcheront sur la côte est, vont s'abriter à Faskrudfjord ou à Nordfjord, les pêcheurs de Binic, du Légué de Dahouët, vont en relâche à Reykiavik, Patrixfjord ou Dyrefjord.

Les Dunkerquois iront, à partir du 25 mai, jusqu'au 10 juin se ravitailler à Faskrudfjord, à Nordfjord ou à Seydisfjord.

« Le séjour dans les baies, dit le docteur Chastang, n'est pas pour les hommes une période de repos complet ; la nuit leur appartient ; mais, dans le jour, il leur faut travailler beaucoup pour demeurer le moins possible au mouillage, car on est payé selon le produit de la pêche et il y a intérêt à retourner promptement sur les bancs. Malheureusement, dans leurs heures de liberté, la seule distraction qu'ils aient, est de s'enivrer avec les économies d'alcool soigneusement amassées pendant deux mois. Dans les conditions actuelles, l'hygiène est donc d'accord avec l'intérêt pécuniaire et on ne peut que désirer de voir sonner promptement l'heure de l'appareillage. Une fois repris le large, on s'abstiendra de paraître dans les fjords autrement que pour des motifs graves. On n'y entrera qu'une ou deux fois au cours de la seconde saison pour faire de l'eau. »

La seconde pêche dure de mai à août. Les navires sont disséminés sur les côtes ouest, nord et est de l'Islande jusqu'à 40 ou 50 miles de terre. Le retour s'effectue dans le courant d'août. Les Dunkerquois rentrent directement à leur port d'attache, les Bretons vont porter le produit de leur pêche dans un des grands ports de mer de l'Atlantique : Nantes, La Rochelle, Lisbonne, mais surtout Bordeaux.

La pêche. — La pêche ne se fait pas comme à Terre-Neuve au moyen de lignes dormantes. Chaque homme muni d'une corde portant plusieurs hameçons et entraînée au fond par un poids très lourd, pêche le long du bord, au vent du navire.

Le travail se fait par bordées, c'est-à-dire qu'une moitié de l'équipage manœuvre les lourdes lignes, tandis que l'autre moitié, après avoir préparé les morues de sa propre pêche, se repose pour se préparer à un nouveau quart.

Pour résister au roulis et aux lames, qui sans cesse déferlent sur leurs barques, les pêcheurs s'attachent le long du bord, du côté du vent.

Chacun d'eux a sa ligne et ce n'est pas précisément une petite besogne que de manœuvrer ce lourd engin chargé de plomb, quand le poids des morues prises aux hameçons vient encore augmenter les difficultés de la tâche.

Pour haler la corde, les marins ont des gants aux mains, mais ces gants ne résistent pas indéfiniment ; ils se crevassent et la chair se fend à son tour. Pour empêcher l'eau de pénétrer dans les manches, ils serrent leur ciré autour du poignet ; quand on enlève la courroie, la chair au-dessous est souvent à vif.

Nourriture. — Régulièrement la ration de la marine marchande doit être basée sur celle de la marine de l'Etat mais, en pratique la différence est grande sur les navires d'Islande. Au départ on n'embarque que

6 jours de pain frais, un peu de viande et quelques légumes.

En campagne, on ne mangera de la viande que pendant le séjour en baie. Pourquoi n'emporte-t-on pas aussi un baril de farine. Il y a des boulangers dans les baies et, en leur fournissant la farine, ils auraient vite fait de la transformer en pain.

Le matin, au lever, on distribue du café. Au dîner de midi les Paimpolais ont toujours la soupe au lard, et le soir, à 6 heures, une soupe à la graisse avec les têtes des morues pêchées pendant la journée, jamais de viande de conserve, ni de fayols. Les Dunkerquois ont plus de variété dans leur menu : des fayols deux fois la semaine, des pommes de terres, des pois cassés, du poisson aux autres repas. De plus, ils incorporent à leur soupe des légumes verts conservés dans le sel ou le vinaigre. Aussi le scorbut est-il inconnu sur la flotille flamande, tandis qu'on le rencontre encore sur les bateaux bretons. Il serait à souhaiter que ceux-ci embarquent une provision suffisante de pommes de terre et que les armateurs Dunkerquois ajoutent à la ration de leurs hommes un peu de lard, mets plus nourrissant que le régime maigre auquel ceux-ci sont continuellement soumis.

Le docteur Chastang signale une lacune des plus regrettables, c'est l'absence de tout vivre de malades. Chaque armateur met bien à son bord une provision d'œufs qui sont surtout affectés à cette destination, mais combien arrivent à se conserver jusqu'au jour où on en a besoin ? Lorsqu'un homme a à faire sur son bateau une fièvre typhoïde (et le cas est fréquent), il doit se contenter, comme ses camarades bien portants, de la soupe au lard ou aux têtes de morues. Il serait nécessaire que chaque capitaine emportât avec lui une certaine provision de lait concentré qui lui serait d'un bien grand secours en pareille occurrence.

Boissons. — L'eau prise dans les ports de France est de qualité douteuse, et les épidémies de fièvre typhoïde coïncident presque toutes avec le moment où on consomme l'eau apportée du port d'attache ou le cidre, fait ou coupé avec une eau souvent contaminée.

Chez les Bretons on distribue en moyenne un litre de cidre par jour et, le plus souvent, on ajoute un quart de vin.

A bord des navires dunkerquois, la bière remplace le vin et le cidre. Le vin n'est donné que rarement et à titre de récompense. Cette bière est détestable, d'une fabrication inférieure et sujette à se gâter rapidement. Mais la vraie boisson du pêcheur est, en Islande comme à Terre-Neuve, l'alcool.

L'alcoolisme en Islande

Ce que nous avons dit de l'alcoolisme à Terre-Neuve, nous dispenserait d'en parler à propos de l'Islande, le mal est aussi grand ici que là-bas. Mais le sujet vaut la peine qu'on y revienne et que l'on donne aussi bien pour l'un que pour l'autre, des chiffres et des détails précis.

Voyons d'abord la théorie. Avant 1897, la ration journalière d'alcool permise était de 25 centilitres ; cette année-là, à la suite d'un rapport du capitaine Houette, rapport très intéressant, révélant les horreurs qui se commettaient sur les navires pêcheurs, sous l'influence de l'alcool, le ministre de la marine réduisit la ration de cinq centilitres, et la fixa à 20 centilitres par jour et par homme. O alors ! ce fut presque une petite émeute ; des équipages protestèrent, deux ou trois même, menacèrent de ne pas partir. Les armateurs se hâtèrent de transmettre les plaintes de leurs hommes. La presse et la représentation locale joignirent leurs efforts à ceux des armateurs. Mais le ministre de la marine maintint sa décision... et la pêche de 1897 n'eût pas à en souffrir.

Les capitaines doivent garder l'alcool enfermé dans un caisson dont ils ont la clef. Cette recommandation est suivie, car sans cela ce serait une débauche épouvantable et le capitaine y perdrait son autorité.

Voilà la théorie, voyons la pratique. Comme pour Terre-Neuve, nous ferons parler des auteurs dont la compétence et l'autorité ne peuvent être mises en doute, qui ont vu sur place les abus effroyables qu'ils rapportent.

« L'un des premiers reproches, dit le docteur Chastang (1) que l'on doive adresser à l'alcool et des plus importants, est tiré de sa qualité. A 20 centilitres, la ration serait trop élevée déjà pour une eau-de-vie de bonne qualité, et l'absorption régulière en serait pro-

____

(1) *Nos pêcheurs d'Islande.*

bablement dangereuse. Que dire alors des eaux de vie
qui sont données aux équipages des goëlettes et qui
sont des eaux de vie de grains, qui n'ont subi aucune
rectification ou seulement une rectification sommaire,
dont le prix de revient oscille entre 14 et 18 francs
l'hectolitre, atteignant rarement 24 ou 28 francs, mais
descendant dans certains cas à 12 francs, alors que
j'ai entendu citer, comme une unique exception, un
armateur breton qui ne donne à ses équipages que de
la « fine » à 50 francs.

» Déjà dangereuses par elles mêmes, ces eaux de
vie le deviennent beaucoup plus encore par les subs
tances nuisibles que l'industrie y a ajoutées, pour leur
donner de la force. On se rappelle qu'à Rouen, il y a
quelques années, la police fit saisir dans les débits
35 échantillons de ces eaux de vie à bon marché et
que l'analyse révéla la présence d'acide sulfurique
dans vingt et un et d'acide acétique dans cinq. C'est
l'ingestion d'une forte quantité d'eau de vie de cette
nature qui occasionna la mort presque foudroyante
d'un jeune marin vigoureux et bien portant, dont je
pourrais citer le nom, et qui, au cours d'une crise
d'ivresse, fut pris d'un vomissement de sang suivi de
mort; il y avait eu évidemment ulcération de l'estomac
au niveau d'un vaisseau. »

En outre, cette ration, qui n'est que de 20 centilitres
en théorie, est bien plus élevée dans la réalité. On
estime à sept mois la campagne de pêche et les provisions d'alcool sont embarquées en conséquence. Or,
les navires bretons, comme nous l'avons déjà vu, ne

restent que six mois absents, les Dunkerquois reviennent souvent au bout de cinq mois et les capitaines se
garderaient bien de remporter une goutte du précieux
liquide, tout est distribué. « Puis, dit encore Chastang,
ce n'est pas tout. A ces chiffres se joignent ceux des
boissons introduites à bord en contrebande, avec ou
sans l'assentiment des agents chargés de surveiller
l'embarquement des marchandises en France, ceux du
whisky que les pêcheurs se procurent à terre en
échangeant avec les habitants du pays tout ce qui leur
tombe sous la main, biscuit, sel, lignes, hameçons,
etc., et enfin ceux des provisions que les navires-
chasseurs apportent aux équipages bretons au cours
de la campagne. Les quantités d'alcool qui leur arrivent par cette dernière voie, au mépris de toute
réglementation est plus élevée qu'on ne saurait le
croire ; l'armateur est trop souvent le premier à
enfreindre la défense ; puis chaque famille envoie aux
siens un panier ou une caisse contenant du beurre ou
des œufs frais, mais presque toujours une bouteille
d'eau-de-vie, de vermouth ou de bitter. La douane ne
songe jamais à contrôler ces petits envois peu volu-
mineux, et le jour où ils arrivent à destination est un
jour de grande soûlerie, où le capitaine n'a pas trop
de services à attendre de ses hommes. »

« C'est alors, dit de son côté le docteur Sisco, que le
bonheur est complet : on peut se permettre de flotter
dans une demi-ébriété sans fin, au sein de laquelle les
têtes de morue bouillies et le biscuit paraissent des
mets savoureux, le ciel gris et froid s'éclaire des rayons

d'un astre imaginaire, le poids des lignes et des manœuvres s'évanouit comme par enchantement.

« Malheur au capitaine qui rapporterait en France une goutte de l'alcool embarqué. Ceux qui furent sincères nous ont avoué que leur provision entière devait être bue à bord, car les pêcheurs n'y avaient pris de service, qu'alléchés par l'appât d'une longue ivresse, et ils ne pardonneraient pas l'année suivante, à l'époque de l'embauchage, au capitaine qui n'aurait pas tenu sa promesse. Enfin une concurrence malhonnête force les capitaines bien intentionnés à se tenir à la hauteur des procédés cyniques de recrutement adoptés par les autres. Le mode de distribution de l'alcool ajoute encore aux inconvénients de l'absorption de ces formidables quantités de boissons spiritueuses. Le besoin d'éviter les pertes de temps a presque imposé la distribution de l'alcool en une fois, chaque jour le matin au lever. Nous avons déjà parlé des dangers spéciaux d'un pareil système à propos de la ration de tafia des bâtiments de l'État....

» Indépendamment de cette ration régulière (et aussi des envois des chasseurs, de l'alcool embarqué en cachette ou échangé dans les baies) le matelot-pêcheur touche fréquemment des gratifications d'eau-de-vie, soit quand le temps est mauvais et la pêche pénible, soit quand celle-ci a été remarquablement fructueuse. »

Cette quantité d'alcool distribué ou reçu est énorme, aussi, même les plus ivrognes, peuvent-ils en mettre en réserve. Et lorsque plusieurs navires du même pays se

rencontrent dans les baies de l'est ou de l'ouest de
l'Islande, ce sont des orgies monstres et dans les
fjords étonnés les hurlements d'ivrognes remplacent
les cris des goëlands.

Enfin il y a à Reikjavik et à Faskrudfjord des

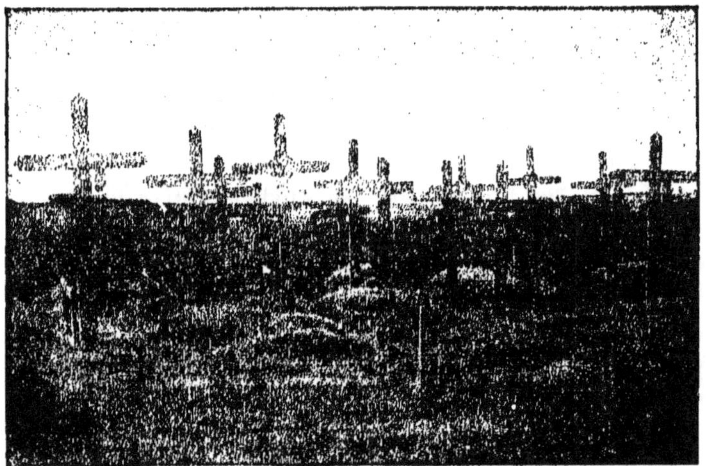

Cimetière français à Reykjavik.

cabarets, où s'entassent les pêcheurs. Le docteur Sisco
a surpris, en 1896, dans le *Café français* de Faskrudfjord, de nombreux pêcheurs buvant, en dansant
aux sons d'un instrument barbare, les spiritueux les
plus variés et les plus frelatés.

Il est aisé de voir les conséquences et pour l'individu
et pour la race de l'alcoolisation de ces quatre mille

pêcheurs d'Islande. Une vieillesse hâtive, des infirmités précoces, la diminution de la natalité, des
enfants dégénérés, athrepsiques, tuberculeux, font le
bilan de cette intoxication à outrance, avec les faits
d'inhumanité qui viennent déshonorer parfois nos
navires, avec les naufrages où 20, 30 hommes sont
submergés. « Il est pour moi, hors de doute, dit le
commandant Houette, que la plus grande partie des
avaries faites en mer provient de ce que, lorsqu'il fait
mauvais, pour mieux lutter contre le vent et la mer,
on augmente la ration d'eau-de-vie. »

Que faire contre un semblable fléau ? D'abord
diminuer la ration officielle d'alcool. 20 centilitres par
jour, c'est bien trop; 6 centilitres seraient complètement
suffisants, et encore nous les permettons pour cette
seule raison qu'il serait difficile d'exiger des Français
une abstinence complète. Ce serait porter atteinte à
leur liberté. Mais il serait de toute nécessité de remplacer l'alcool par des infusions chaudes de thé et de
café. On donnerait les 6 centilitres d'alcool dans cette
infusion et à la suite de l'un des repas. Les capitaines
qui vont en expédition dans les mers glacées n'en
distribuent qu'exceptionnellement et à doses faibles à
leurs équipages. Fridtjof Nansen à bord du *Fram*
donnait comme boisson à son personnel du thé, du café
ou du chocolat; un bol de punch les jours de grandes
fêtes seulement; et plus tard, lorsqu'on eut laissé le
navire pour aller à la recherche du pôle, il délivrait,
comme extras de luxe, soit des grogs au jus de citron,
soit une tasse d'eau chaude dans laquelle on faisait

dissoudre de la poudre de lait. « Boisson qui réchauffait tout le corps » (1).

» Les boissons chaudes, a pu observer Chastang, ont déjà commencé à entrer dans la pratique d'Islande. Plusieurs capitaines en ont, paraît-il, donné à leurs équipages qui ne s'en plaignent point. Leur usage commence à être apprécié de certains et je dois avouer, que c'est surtout du côté des armateurs que j'ai observé le plus d'hostilité et d'opposition à l'extension de cette mesure. » Le docteur Sisco fait la même observation. « La coutume de ces boissons cordiales, dit-il, n'est entrée que dans les mœurs des matelots. Qui veut du thé ou du café le paye de ses propres deniers. » C'est vrai bien trop souvent. Nous demandons donc que le ministre de la marine diminue la ration d'alcool octroyée à bord des navires-pêcheurs et la fasse remplacer par des infusions chaudes et sucrées de thé et de café.

On n'a pu créer en Islande une *Maison du Marin*, comme celle qui exerce une si heureuse influence sur les pêcheurs de Saint-Pierre et Miquelon. A Reikiavik comme à Faskrudfjord, les marins ne viennent qu'exceptionnellement à terre et jamais un grand nombre à la fois, une *Maison du Marin* serait presque toujours déserte et partant inutile.

Mais le bateau-hôpital le *Saint-Paul* possède à son bord une grande salle où l'on peut organiser des réunions, conférences, où les pêcheurs peuvent venir faire leur correspondance. Le *Saint-Paul* aux époques

______

(1) *Vers le Pôle.* Paris 1897.

où les goëlettes de pêche vont se ravitailler dans les
fjords, visite ces endroits de ralliement. Et le soir,
le travail fini, le navire-hôpital met sa grande salle à
la disposition des pêcheurs, qui au lieu d'aller s'enivrer

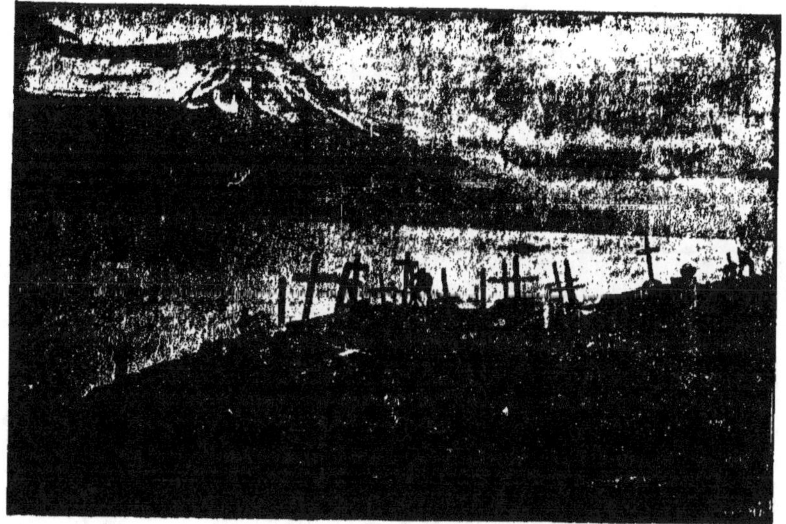

Cimetière français à Faskrudfjord.

à terre, y viennent assidûment. On a pu à certaines
soirées compter 150 assistants.

Secours médicaux

L'on doit s'attendre à trouver une morbidité très
grande, après avoir vu le dur travail auquel sont soumis
tous ces pêcheurs vivant dans des conditions hygiéni-

ques défectueuses, et intoxiqués à haute dose par l'alcool.

La fièvre typhoïde, la tuberculose, le rhumatisme, les névroses (hystérie, épilepsie) sont choses assez communes sur nos bateaux-pêcheurs ; et si la proportion de la mortalité par maladies n'est pas plus grande dans le tableau ci-dessous, c'est qu'on n'y compte pas les décès survenus en France mais imputable à l'Islande.

ANNÉES	Nombre d'hommes ayant fait la campagne	MORTS PAR ACCIDENTS DE MER		Morts par maladie
		Naufrages	Pertes individuelles	
1895	4.032	23	10	10
1896	3.854	14	4	8
1897	3.688	73	6	6
Totaux	11.574	110	20	24
Moyennes	3.858	11,23 p. 1000		2,07 p. 1000

Mortalité générale 13,30 p. 1000

Secours médicaux à terre

A Reikjavik, se trouve un hôpital de six lits. Un médecin de la localité y vient visiter les malades. Cet hôpital, construit spécialement pour nos pêcheurs en 1896, est subventionné par le gouvernement français. Il sert aux goëlettes de Saint-Brieuc, Binic, Dahouët, qui font leur deuxième pêche sur la côte ouest d'Islande. L'hôpital danois accepterait bien volontiers les pêcheurs malades ou blessés, si le premier venait à être encombré.

Les navires de la côte est avaient aussi besoin d'un poste, où ils eussent pu déposer leurs malades gravement atteints, pendant leurs croisières. Sur le rapport du médecin-major de la canonnière la *Lionne*, on choisit Faskrudfjord pour y construire ce poste. Deux sœurs infirmières de Reikjavik y habitent pendant toute la campagne, mais il n'y a pas de médecin.

Secours médicaux en mer

Ces deux hôpitaux sont très utiles, au mois de mai, pour les pêcheurs qui viennent se ravitailler dans les baies, mais pendant la première pêche, ou bien lorsque, à partir de juin, les vaisseaux sont dispersés sur la côte nord de l'Islande et à plusieurs jours de marche de ces postes, si le poisson donne et s'il est de belle qualité on hésitera à se déranger. Un homme malade est alors une quantité négligeable, et un armateur du Nord disait textuellement au docteur Chastang qu'on nedoit pas sacrifier à ce malade les intérêts pécuniaires de l'armateur, du capitaine et de tout un équipage. Il est bien certain que beaucoup de capitaines sont plus consciencieux mais ils sont, en somme, l'énorme minorité. Le docteur Chastang cite nombre de faits à l'appui de cette assertion.

« En mars 1897, un homme meurt à bord de son

navire de la fièvre typhoïde après plus de trois semaines de maladie, sans que son capitaine ait pensé à le conduire à Reykjavik ou sans qu'il ait voulu le faire. A la même époque un capitaine, obligé d'y venir en relâche, pour des avaries, y met à l'hôpital un

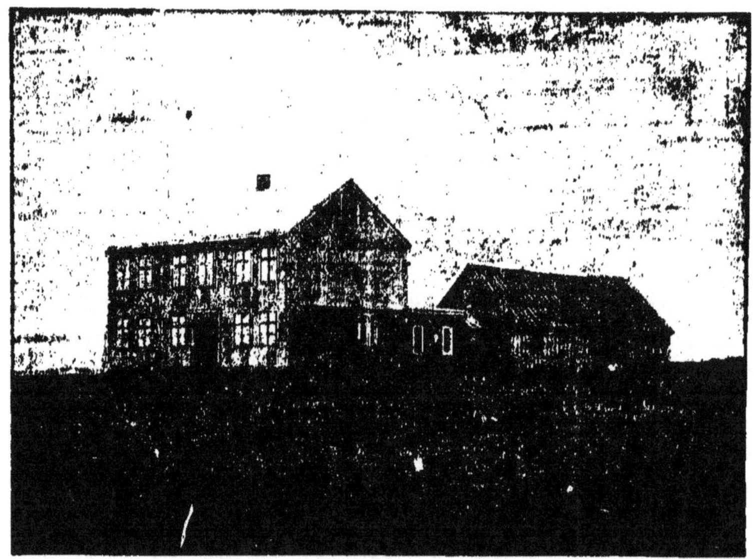

Hôpital français de Landakot à Reykjavik.

typhique .alité depuis déjà plusieurs jours et qui ne tarde pas à succomber. »

Le docteur du croiseur danois *Heimdal* eut un jour à réduire une luxation de l'épaule datant de 17 jours. Deux autres capitaines présents à l'askrudfjord ne voulurent même pas laisser deux malades sérieux à l'hôpital. Ils auraient eu la peine de revenir les prendre !

Mais que dire de ce capitaine qui va enterrer presque en cachette, aux îles Westmann, un de ses matelots, mort de la fièvre typhoïde. « Il assiste froidement au

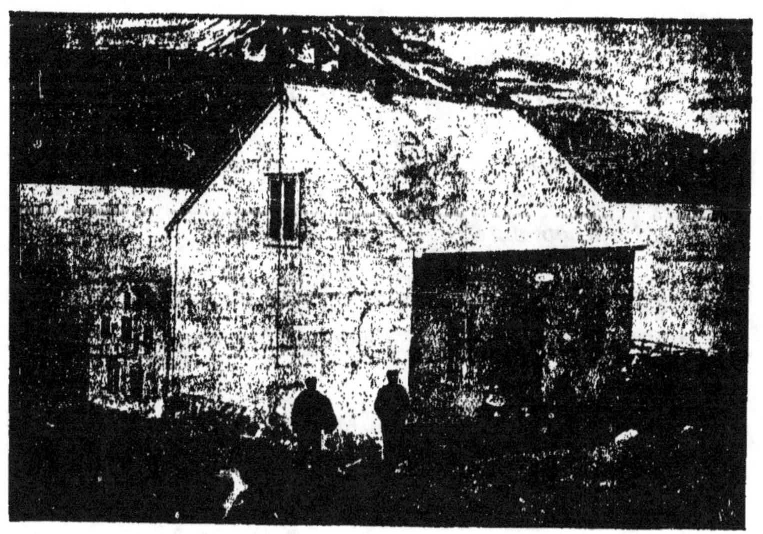

Hôpital de Faskrudfjord.

développement de la maladie qui frappe tous ses marins les uns après les autres : trois surtout sont très gravement touchés et ne se tirent de là que profondément cachectiques et couverts d'ulcérations. Il continue paisiblement sa pêche en se servant des bras des convalescents et il reste le seul à bord que le mal épargne. »

Il était donc nécessaire d'aller au-devant de ces navires, de croiser au milieu d'eux pour donner, comme le fait le *Saint-Pierre* à Terre-Neuve, des soins aux malades et blessés, hospitaliser les plus gravement atteints et les évacuer ensuite sur l'hôpital de Reikjavik.

C'est ce qu'avaient tenté, dès l'abord, les vaisseaux de guerre français et danois qui surveillent la pêche dans ces parages.

Campagne de 1895. — Le docteur Forterre, sur la *Manche*, donne 69 consultations.

Campagne 1896. — Le docteur Sisco donne 66 consultations. En voici le détail, ainsi que celui des maladies traitées à l'hôpital de Reikjavik, détail emprunté aux *Archives de médecine navale* et rédigé par le docteur Sisco.

RÉSUMÉ N° 1
Maladies observées sur les pêcheurs d'Islande à la consultation de la Manche.

NOMENCLATURE	Nombre de cas	Rapatriés	Décédés	Passagers à bord
Fièvre typhoïde (1)	3	3		1
Rhumatisme articulaire aigu	3	1		»
Rhumatisme musculaire.........	3	»		»
Rhumatisme chronique..........	1	»		»
A reporter.........	10	7		1

(1) Les trois typhiques sont des hommes de la Binicaise, de Binic. Ils ont été traités à l'hôpital de Reikjavik, puis rapatriés : l'un par l'intermédiaire d'un chasseur, auquel il fut remis par la *Manche* à Patrixflord, les deux autres directement par le consul de France à Reikjawik.

NOMENCLATURE	Nombre de cas	Rapatriés	Décédés	Passagers à bord
Report.......	10	4		1
Alcoolisme chronique............	1			
Hernie inguinale } droite......	1			
Hernie inguinale } double......	1			
Embarras gastrique	2			
Dysenterie aiguë	1			
Diarrhée chronique.............	1			
Gastrite chronique.............	5	2		
Bronchite aiguë	2			
Bronchite chronique...........	2			
Tuberculose pulmonaire	1			
Emphysème pulmonaire........	1			
Hypertrophie du cœur..........	1	1		
Angine de poitrine.............	1			
Rétrécissement mitral..........	1	1		
Anévrysme aortique (Rupture) (1)	1		1	
Névralgie dentaire.............	1			
Névralgie sciatique............	1	1		
Lumbago	1			
Ankylose (2ᵉ phalange sur 1ʳᵉ) (suite de plaies)	1			
Arthrite sèche.................	1			
Carie dentaire.................	2			
Panaris	9			
Contusion....	3			
Plaie } à la jambe............	1			
Plaie } au doigt..............	1			
Plaie contuse.................	1			
Brûlures (2ᵉ degré)	2			
Ulcération à la jambe(suite de plaie)	1			
Phthiriase du pubis (2)..........	1			
Gale..........................	1			
Furoncles	1			
Echtyma......................	3			
Uréthrite chronique............	1			
Chancre mou..................	1			
Syphilis constitutionnelle	1			
Totaux généraux	66	9	1	1

(1) Cet anévrysme aortique s'est rompu brusquement. Nous n'avons pu que constater le décès.

(2) Nous sommes persuadés, d'après ce que nous avons vu sur les pêcheurs de Terre-Neuve, que les cas de gale et de phthiriase sont bien plus nombreux, mais que les pêcheurs cachent ces maladies.

Nous n'avons pas introduit, dans ce tableau, de colonne pour les guérisons, parce que la nature des maladies en indique le plus souvent l'issue, que toutes les affections *aiguës* qui n'ont pas nécessité un rapatriement se sont terminées heureusement, et que, pour les maladies *chroniques*, il est superflu d'indiquer qu'elles ont continué à évoluer après le départ de la *Manche*.

RÉSUMÉ N° 2

Maladies traitées à l'hôpital de Reykiawik, en 1896

NOMENCLATURE	Nombre	Guéri-sons	Rapatrie-ments	Décès
Entérite chronique..........	1	„	„	1
Embarras gastrique fébrile.	2	2	„	„
Fièvre typhoïde	3	3	3	„
Totaux.........	6	5	3	1

Ce tableau ne contient l'énumération que des cas de maladie appartenant à la flottille de pêche.

Il a été communiqué par M. le Docteur Jonassen, qui y a joint l'observation suivante: « La santé des pêcheurs français est extraordinaire cette année. Jamais depuis vingt ans elle n'a été aussi bonne.

RÉSUMÉ Nº 3

*Maladies traitées à la consultation du Dr Jonassen, à Rey-
kiavik, qui n'ont pas nécessité l'admission à l'hôpital.*

NOMENCLATURE	Nombre	OBSERVATIONS
Rhumatisme...	4	Nous donnons les diagnostics tels qu'ils ont été communiqués. La langue française n'étant pas très familière au docteur Jonassen, l'expression peut quelquefois n'avoir pas une précision absolue, sans pour cela cesser d'être suffisante.
Bronchite......	3	
Pleurodynie...	3	
Panaris	3	
Mal de dents ..	2	
Total.....	25	

RÉSUMÉ Nº 4

*Maladies traitées par le médecin du Croiseur Danois
« Heimdal ».*

Luxation de l'épaule, 1 cas. — Guérison.

L'homme porteur de cette luxation scapulo-humérale
était atteint de son affection depuis dix-sept jours
quand le croiseur danois rencontra, *par hasard*, la
goëlette sur laquelle il était. Le médecin fut assez
heureux pour la réduire.

RÉSUMÉ N° 5

Maladies, blessures, décès qui n'ont été l'objet d'aucune visite médicale et rapportés par les capitaines des goëlettes aux officiers de la Manche chargés d'inspecter celles-ci.

Cas de maladies ou blessures (sans diagnostic)	Décès par suite de maladies	Décès par accidents de mer	Rapatriements
2	2	3	1

RÉSUMÉ N° 6

Maladies suivies de décès qui n'ont été traitées par aucun médecin, mais dont celui-ci a pu constater l'issue quelque temps après la mort.

(La prompte visite d'un médecin après un décès peut être importante au point de vue de la justice, de la famille, etc.)

NOMENCLATURE	NOMBRE DE CAS
Anévrysme aortique (1)	1
Pneumonie ou pleurésie (2)	1
Total...	2

(1) Ce malade est porté au résumé n° 1. On a constaté le décès une douzaine d'heures après la mort.

(2) Le diagnostic de ce cas est incertain. Le Dr Jonassen a vu le cadavre trois jours seulement après la mort.

Campagne de 1897

Mais ce n'est pas le rôle du stationnaire de servir de bateau-hôpital. Il arrive en avril, un mois après le début de la pêche et part en juillet, un mois avant sa fin. Il ne rencontre que rarement les goëlettes, disséminées autour de l'île. Puis les capitaines le redoutent un peu, et lorsqu'ils le rencontrent, évitent le plus souvent de parler des malades qu'ils ont à leur bord et qu'ils n'ont pas voulu aller déposer à terre, de peur d'une trop grande perte de temps. Aussi, la Société des *Œuvres de mer* se hâta-t-elle, dès que ses ressources le lui permirent, de mettre en chantier un navire-hôpital pour l'Islande.

Le *Saint-Paul*, bâti sur le modèle du *Saint-Pierre*, appareilla le 9 avril 1897 pour les côtes d'Islande. Monsieur le docteur Chastang, médecin de 1re classe, désigné par le ministère de la marine, remplissait les fonctions de docteur.

Le 25 avril, il arrivait à Reakjavik. Du 25 avril au 1er mai, neuf goëlettes furent successivement visitées, le docteur Chastang donna une trentaine de consultations et prit à bord un malade gravement atteint.

Malheureusement, le 2 mai, une terrible rafale jeta le *Saint-Paul* à la côte et lui causa de sérieuses avaries. Renfloué par le *Heimdal* et la *Manche*, il dut revenir se réparer à Saint-Malo.

Campagne de 1898

Parti de Dunkerque le 10 avril, il arrivait le 18 dans les eaux d'Islande. Le 19, il rencontrait son premier navire dunkerquois.

« ... Le 23 au matin, dit le rapport du docteur Chastang, à l'est de l'île Westman, nous nous trouvions au milieu d'un grand nombre de goëlettes. Dès que nous sommes reconnus, cinq d'entre elles mettent leur pavillon en berne ; à bord de chacune, nous trouvons un malade ; nous donnons à quatre les indications nécessaires pour qu'ils se traitent eux-mêmes et nous prenons à bord du *Saint-Paul* un officier du *Sans-Gêne*, atteint de fièvre typhoïde. Nous communiquons encore avec quelques autres navires pour qui nous avions des lettres. Nous avons su depuis que beaucoup de navires eussent réclamé notre assistance, qui ne nous ont pas reconnus ou qui ont craint de se montrer importuns en demandant le médecin pour des cas qu'ils jugeaient peu graves. En cette journée du 23 le *Saint-Paul* a vraiment commencé son rôle ; il s'est trouvé au milieu de 35 goëlettes, se rendant de l'une à l'autre. Presque toutes ont hissé leur pavillon, nous ont même salués. Celles qui avaient besoin du docteur l'appelaient par le signal de convention et nous nous rendions à leur bord dans notre baleinière. Le spectacle était superbe : le navire-hôpital semblait vraiment l'envoyé de la patrie secourable vers ces travailleurs jusqu'à présent si abandonnés. »

Le *Saint-Paul* quittait l'Islande le 17 août, rapatriant

4 malades, il en déposait un le 28 à Dunkerque, débarquait les 3 autres à Paimpol le 3 septembre.

Pendant sa campagne il avait communiqué avec 144 navires de pêche, donné 99 consultations, hospita-

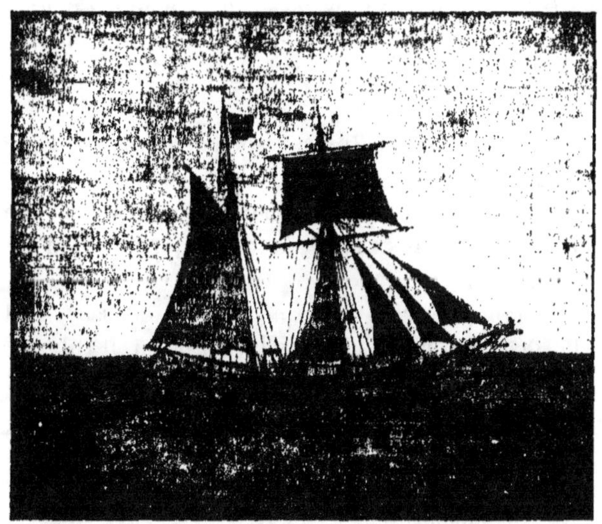

La *Léontine* de Dunkerque, en panne, demandant le médecin.

lisé 10 malades, complété le coffre à médicaments de 9 navires et délivré du lait concentré à 6 autres.

Voici le tableau des 10 malades hospitalisés :

```
Fièvre typhoïde ........................ 3
Rétention d'urine..................... 1
Hématémèse ........................... 1
Gastrite.............................. 1
Cirrhose du foie...................... 1
Bronchite grave....................... 2
Kérato-conjonctivite.................. 1
            Total................. 10
```

Nous donnons ci-après le tableau des consultations à bord du *Saint-Paul* et en même temps des maladies traitées à l'hôpital de Reikjavik ou au poste de secours de Faskrudfjord.

Il faut ajouter à tous ces chiffres pour avoir une note complète de la morbidité et de la mortalité en 1898 :

1 contusion abdominale (mort en mer en cours de traversée).

1 fièvre typhoïde (mort à son bord sans avoir reçu de soins).

1 cas douteux (probablement fièvre typhoïde chez un novice de 17 ans, mort à Patrixfjord où il n'y a pas d'hôpital).

1 plaie par arme à feu (accident de chasse : capitaine de goëlette mort à Onundarfjord où il n'y a pas d'hôpital).

NOMENCLATURE DES MALADES	MALADES TRAITÉS				TOTAL
	à bord du St-Paul	à l'hôpital de Faskrud	à l'hôpital de Reykiavik	en divers points	
Fièvre typhoïde (malades	3	1	1	2	7
Fièvre typhoïde (convalescents	5	»	»	»	5
Tuberculose pulmonaire..	1	3	»	»	4
Pleurésie	»	»	1	»	1
Bronchite	2	»	»	»	2
Grippe	2	»	»	»	2
Fièvre palustre (de Madagascar)	1	»	»	»	1
Pleurodynie...........	3	»	»	»	3
Névralgie sciatique	1	»	»	»	1
A reporter....					

NOMENCLATURE DES MALADES	MALADES TRAITÉS				TOTAL
	à bord du St-Paul	à l'hôpital de Faskrud	à l'hôpital de Reykia-vik	en divers points	
Report....					
Rhumatisme .. { articulaire ..	1	»	»	»	1
{ musculaire ..	7	»	»	»	7
Ténosite	1	»	»	»	1
Tétanie.................	3	»	»	»	3
Embarras gastrique	4	»	»	»	4
Gastrite	1	»	»	2	3
Hématémèse.............	1	»	»	»	1
Cirrhose du foie..........	»	1	»	»	1
Entérite	2	»	»	»	2
Troubles cérébraux (alcoolisme)	»	»	»	1	1
Epilepsie	»	»	»	1	1
Asystolie...............	»	»	»	1	1
Erysipèle de la face......	1	»	»	»	1
Plaies	9	»	1	1	11
Contusions	7	3	2	1	13
Rupture musculaire......	1	»	»	»	1
Fractures...............	1	1	»	»	2
Entorses	2	»	»	»	2
Phlegmon et abcès	7	»	»	»	7
Panaris	5	1	»	»	6
Ulcères professionnels ...	5	»	»	»	5
Brûlures...............	3	»	»	»	3
Kérato-conjonctivite	4	»	»	»	4
Maladies des dents	6	»	»	»	6
Kyste synovial	1	»	»	»	1
Hernie	1	»	»	»	1
Maladies vénériennes	4	»	1	»	5
Gale	1	»	»	»	1
Sycosis.................	2	»	»	»	2
Eczéma de la face	1	»	»	»	1
Totaux	99	10	6	9	124

Campagne de 1899. — Le *Saint-Paul* ayant à son bord le docteur Lucas, part de Dunkerque le 15 mars. Le 2 avril au matin il reconnaît l'Islande.

Dans la journée du 3 avril, le docteur visite le *Sirius*, de Calais, et l'*Islandaise*, de Dunkerque. Il y avait sur ces navires quatre malades. L'un avait un phlegmon à l'avant-bras, un autre une angine.

« La mission du *Saint-Paul* était commencée. Nous approchions du point où se trouvaient groupées les goëlettes et, dans la journée du 4 avril, nous comptions, d'après les renseignements recueillis, pouvoir en visiter un grand nombre. » (Rapport du Dr Lucas.)

Cet espoir ne devait pas se réaliser. Le 4 au matin le *Saint-Paul* venait donner sur un cap islandais non signalé sur les cartes françaises. Il devait être impossible de l'y retirer.

ANGLETERRE

La *Mission to deep sea fishermen* envoie dans ces mers un bâtiment à voiles l'*Alice*. « Sans doute, m'écrit sir Archibald, un bateau à vapeur vaudrait mieux, mais la dépense journalière d'un navire de cette sorte est très grande. » Or, les pêcheurs anglais vont bien moins en Islande que sur le Dogger Bank ou à Terre-Neuve, et la Société dirige surtout ses efforts de ces côtés.

CONCLUSIONS

1° Créer des *Maisons du marin* dans nos principaux ports de France et de nos colonies ; des *Abris du marin* tels que ceux de l'île de Sein et de Guilvinec dans nos hâvres de moindre importance.

2° Exiger enfin l'observation stricte du réglement ayant rapport aux coffres à médicaments. Pour cela, il sera nécessaire de retirer aux commissions locales la faculté qu'elles ont, de diminuer ou de remplacer les médicaments qui ne leur plaisent pas.

3° Etendre à tous les ports français les conférences médicales déjà entreprises dans certains ports d'armement pour les grandes pêches. Pour cela, faire appel au dévouement des médecins civils de la région qui eux, seront plus à même de choisir le moment convenant le mieux à tous les intéressés. Les *Maisons du marin* seraient, là où elles existent, le lieu tout choisi pour ces causeries.

4° Etendre à toutes les écoles d'hydrographie la mesure prise par celle de Fécamp, c'est-à-dire ajouter au programme quelques notions pratiques d'art médical. Le capitaine est à la mer le seul médecin de son équipage ; il est juste qu'il soit initié à ce rôle.

L'examen pour l'obtention du brevet de capitaine porterait aussi sur cette matière.

5° Que dans la mer du Nord, l'on s'efforce d'imiter le plus tôt possible ce qu'a fait de l'autre côté du détroit la *Mission to deep sea fishermen*, en armant des bateaux-hôpitaux qui iraient porter leurs secours au milieu de nos navires de pêche.

6° Diminuer la ration d'alcool, actuellement de 20 centilitres pour l'Islande, de 25 pour Terre-Neuve. Faire, par des mesures successives, qu'elle n'atteigne pas plus de 6 centilitres. Remplacer l'alcool par des infusions de thé et de café.

7° Surveiller plus attentivement l'embarcation de l'alcool à bord des goëlettes de pêche et des chasseurs bretons.

8° Quant au transport des graviers et des pêcheurs, destinés à armer les goëlettes Saint Pierraises, tenir la main à une stricte observation des règlements.

<table>
<tr><td>*Le Doyen,*
BROUARDEL.</td><td>*Le Président de Thèse,*
JOFFROY.</td></tr>
</table>

VU ET PERMIS D'IMPRIMER :

Le Vice-Recteur de l'Académie de Paris
GRÉARD.

BIBLIOGRAPHIE

Louis AUBERT. — *Islandais et Terre-Neuviens.* (St-Brieuc, 1899).

Dr BONNAFY. — *Les Travailleurs de la Mer.* (Nouvelle Revue, 15 mars 1896).

— *Secours médicaux aux pêcheurs, campagne de 1897.* (Archives de médecine navale).

— *Marins des grandes pêches, campagne de 1898.* (Archives de médecine navale, février 1899).

— *Secours aux marins des grandes pêches.* (Toulouse, 1898).

Dr BONAIN. — *Saint-John Hospital Association.* (Archives de médecine navale, février 1895).

BULLETIN OFFICIEL DE LA MARINE.

CHABAUD-ARNAULT. — (Cosmos, 26 novembre 1892).

Dr CHASTANG. — *Nos pêcheurs d'Islande.* (Paris, Imprimerie Nationale, 1899).

CONGRÈS DES PÊCHES MARITIMES.

RAPPORT DU COMITÉ CONSULTATIF DES PÊCHES, 4 mai 1894.

Dr DUBOIS SAINT-SEVRIN. — Thèse de doctorat, Bordeaux, 1886.

— *Secours médicaux.* (Revue maritime et coloniale, juin 1894).

— *Panaris des pêcheurs.* (Archives de médecine navale, juin 1894).

— *Mortalité des pêcheurs de Terre-Neuve en 1897.* (Archives de médecine navale, 1898).

— *Étude sur le matériel servant au transport et au couchage des malades et blessés à bord des bâtiments de la flotte.* (Archives de médecine navale, juin 1899).

Dr FONSSAGRIVES. — *Hygiène de médecine navale.*

Dr FORTERRE. — *Rapport médical sur les pêcheurs d'Islande,* 1895.

Dr GAZEAU. — *Les Pêcheurs de Terre-Neuve.* (Archives de Médecine navale, juillet-août 1897).

GIQUELLO. — *En Islande* (Correspondant du 25 septembre 1897).

Alex. GORDON. — *Fish-catching on the Dogger.*

— *What cheer O?*

Dr GRENFELL. — *Among the Toilers of the deep.*

E. GROSJEAN. — *Des deux côtés du détroit.*

— *Sur le grand Banc.*

Dr HEUKING. — *Mittheilungen des deutchen seefishereiverems.* (Avril 1895).

Capitaine HOUETTE. — *Rapport sur la campagne d'Islande en 1896.*

Dr JACOLLOT. — *Relation de la campagne de l'Artémise en 1857.* (Thèse de Paris, 1861).

D^r JAN. — *La division navale de Terre-Neuve en 1890.* (Archives de médecine navale, 1891).

KŒNIG. — *Le French Shore.* (Tour du Monde, t. LX).

The story of the Labrador medical mission. (London 1898).

LE GOFFIC. — *Gens de mer.* (Paris, 1897).

LOTI. — *Pêcheurs d'Islande.*

Dr MARTINE. — *Tuberculose à Terre-Neuve.* (Archives de médecine navale, 1894).

Dr MÉVEL. — *Contribution à l'étude de l'alcoolisme chez le marin breton.* (Thèse de Paris, 1899).

THE MESSENGER.

NANSEN FRIDTJOF. — *Vers le Pôle.* (Paris, 1897).

Dr NIELLY. — *Pathologie exotique.*

OUR SAILORS.

PAST-PRESENT. — (London, 1896).

Pêcheurs de Terre-Neuve. — Récit d'un ancien pêcheur.

Capitaine de vaisseau Reculoux. — *Rapport de 1896 sur les pêcheries de Terre-Neuve.*

Élisée Reclus. — *Géographie universelle.*

Capitaine de vaisseau Richard. — *Rapport au ministre sur les Sailor's homes anglais.* (Revue maritime et coloniale, mai 1891).

Dr Sisco. — *Note sur les pêcheurs d'Islande.* (Archives de médecine navale, février et mars 1898).

Thoulet. — *Un voyage à Terre-Neuve.* (Bulletin de la Société de géographie de l'Est, 1891).

Toilers of the deep. — (Review-London).

Dr Valence. — (Archives de médecine navale, juillet 1892).

G. Vasse. — *La question sociale maritime.*

Viator. — *Le French Shore.* (Cosmos, t. XXVII).

Agnes Weston. — *Immediate.*

—   *The ship that never returned.*

TABLE DES MATIÈRES

INTRODUCTION 5

PREMIÈRE PARTIE

CHAPITRE I. — Maisons du Marin 11

CHAPITRE II. — Du coffre à médicaments............. 41

CHAPITRE III. — De l'instruction médicale des marins... 69

DEUXIÈME PARTIE

CHAPITRE I. — Mer du Nord. — Angleterre. — Mission Nationale aux pêcheurs de haute mer. (Royal National, mission to Deep sea fischermen)............... 93

CHAPITRE II. — Terre-Neuve..................... 113

CHAPITRE III. — Pêcheurs d'Islande................. 188

CONCLUSIONS 221

BIBLIOGRAPHIE...................................... 223

IMP. H. MOREL, LILLE